Die chromosomale Aberration

Klinische, psychologische, genetische und biochemische Probleme des Down-Syndroms

Herausgegeben von
Univ.-Prof. Dr. Andreas Rett

Pädiatrie und Pädologie
Supplementum 4

Springer–Verlag
Wien New York 1975

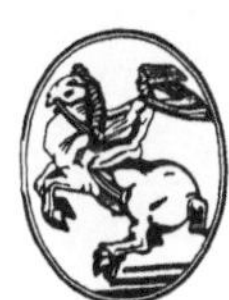

Univ.-Prof. Dr. ANDREAS RETT, Primarius der Abteilung für entwicklungsgestörte Kinder im Neurologischen Krankenhaus der Stadt Wien — Rosenhügel, Vorstand des Ludwig Boltzmann-Institutes zur Erforschung kindlicher Hirnschäden, Wien, Österreich.

Mit 30 Abbildungen

Library of Congress Cataloging in Publication Data. Main entry under title: Die chromosomale Aberration. (Pädiatrie und Pädologie: Supplementum; 4) „Die Arbeiten stellen erweiterte Bearbeitungen von Vorträgen dar, die beim X. Internationalen Symposium über das hirngeschädigte Kind, veranstaltet vom Ludwig Boltzmann-Institut zur Erforschung kindlicher Hirnschäden und der Österreichischen Gesellschaft für Kinderheilkunde in Wien am 1. und 2. Juni 1973, gehalten wurden." 1. Mongolism-Congresses. 2. Human chromosome abnormalities-Congresses. I. Rett, Andreas. II. Internationales Symposium über das Hirngeschädigte Kind, 10th, Vienna, 1973. III. Series. [DNLM: 1. Down's syndrome-Congresses. 2. Chromosome aberrations-Congresses. W1 PA264Q Nr. 4/WM300 1615 1973] RJ506. M6C48. 616.8'58842'042. 75-25648.

ISBN-13: 978-3-211-81329-4   e-ISBN-13: 978-3-7091-8423-3
DOI: 10.1007/978-3-7091-8423-3

Zum Geleit

Gesundheitspolitik muß in unserer Zeit, wenn sie menschliches, ärztliches und soziales Gewicht haben soll, die vielfältige Problematik der Behinderten einschließen. So ist das Interesse der für die Gesundheit dieses Landes Verantwortlichen für jene Menschen, die durch Defekte ihrer chromosomalen Struktur Störungen in ihrer körperlichen, seelischen und geistigen Entwicklung erfahren haben, eine Notwendigkeit. Als Bundesminister für Gesundheit und Umweltschutz war mir deshalb die Teilnahme an dem Symposium, das der vorliegenden Publikation zugrunde liegt, eine selbstverständliche Pflicht. Die Veröffentlichung der dort gehaltenen Referate möge breiteren Kreisen die genetischen, klinischen, psychologischen und menschlichen Facetten dieser Leiden aufzeigen.

Prim. Dr. **Ingrid Leodolter**
Bundesminister für Gesundheit und Umweltschutz

Vorwort

Dieser Band enthält eine Sammlung von Beiträgen zum Thema „Die chromosomale Aberration". Die Arbeiten stellen erweiterte Bearbeitungen von Vorträgen dar, die beim X. Internationalen Symposium über das hirngeschädigte Kind, veranstaltet vom Ludwig Boltzmann-Institut zur Erforschung kindlicher Hirnschäden und der Österreichischen Gesellschaft für Kinderheilkunde in Wien am 1. und 2. Juni 1973, gehalten wurden. Bedenkt man, daß die Erforschung dieses Gebietes der Humanmedizin sprunghafte Fortschritte macht und daß der Mongolismus nicht nur innerhalb der chromosomalen Aberrationen, sondern auch im großen Gebiet kindlicher Entwicklungsstörungen die numerisch größte, bei aller Individualität des Einzelfalles aber auch einheitlichste Gruppe darstellt, so ist es verständlich, daß sich ein wesentlicher Teil der Tagung mit dieser Krankheit befaßte. Die Teilnahme des zuständigen Ressortministers, Frau Dr. Ingrid Leodolter, an dem Symposium zeigt deutlich, daß die chromosomale Aberration nicht mehr wie bis vor relativ kurzer Zeit Interessens- und Aufgabengebiet einiger weniger ärztlich-pädagogisch engagierter Fachleute ist, sondern in der Zwischenzeit zum gesellschaftspolitischen Anliegen geworden ist, das in absehbarer Zeit auch sozialpolitisch einer optimalen Lösung zugeführt werden muß.

Wien, im Sommer 1975.

A. Rett

Inhaltsverzeichnis

Die chromosomalen Syndrome
(Eine Übersicht)

Von

D. Klein

Humangenetisches Institut der Universität Genf, Schweiz
(Direktor: Prof. Dr. med. D. Klein)

Mit 18 Abbildungen

„Deformed, unfinished, sent before
my time into this breathing world, scarce
half made up."

(W. Shakespeare: Richard III)

Zusammenfassung

Betrachten wir die Ergebnisse der modernen Cytogenetik im Gebiet der chromosomalen Aberration, so können wir zwei von G. Koch (1971) formulierte Forderungen uneingeschränkt übernehmen: Einmal sollte durch weitere systematische Forschungen an schwachsinnigen Kindern geklärt werden, ob sich „außer den bekannten Syndromen nicht noch weitere chromosomal-genetische Formen aus dem Sammelbecken „Schwachsinn" herausstellen lassen, die auf bisher unbekannte Strukturveränderungen eines oder mehrerer Chromosomen beruhen. Darüber hinaus sollte man in enger Zusammenarbeit mit der Kinder- und Jugendpsychiatrie und mit der Psychologie versuchen, die chromosomal-genetischen Schwachsinnsformen psychopathologisch zu differenzieren".

Summary

The Chromosomal Syndromes

Considering the results of modern cytogenetics in the area of chromosomal aberration, we can adopt without restriction two demands formulated by G. Koch (1971). First, further systematic research on mentally subnormal children should be carried out to clarify whether further forms of chromosomal-genetic abnormality based on previously unknown structural alterations in one or several chromosomes can be discovered among those labelled „mentally subnormal". Second, the chromosomal-genetic forms of mental subnormality should be differentiated psychologically in close cooperation with child and adolescent psychologists and psychiatrists.

Es mag paradox erscheinen, daß die Erbanalyse von Stammbäumen, die sich mit der Wirkung eines einzelnen anormalen Gens über mehrere Generationen oder auch nur innerhalb einer und derselben Geschwisterreihe befaßt, derart der Untersuchung menschlicher Chromosomen vorausgeeilt ist. In der Tat ist im Gegensatz zu der klassischen Genetik, die mit der Wiederentdeckung der Mendelschen Regeln im Jahre 1900 und bald darauf mit ihrer Anwendung auf den Menschen ihren Anfang genommen hat, die Zytogenetik noch sehr jung. Der relativ späte Beginn der eigentlichen Chromosomenforschung muß in erster Linie darauf zurückgeführt werden, daß die Zytogenetik zunächst die Entwicklung einwandfreier Darstellungsmethoden (Gewebezüchtung) abwarten mußte, ehe die korrekte diploide Chromosomenzahl des Menschen eindeutig bestimmt werden konnte.

Immerhin kann man sich fragen, wieso Painter, der noch 1921 unschlüssig war, ob es 46 oder 48 Chromosomen beim Menschen gibt — er hatte in seinen besten Aequatorialplatten nur 46 Chromosomen gezählt — im Jahre 1923 die Zahl von 48 Chromosomen als gültig erklärte und damit für die nächsten 33 Jahre die Biologen auf diesen Irrtum festlegte.

So waren es also Tjio und Levan im Jahre 1956, die nach der hypotonen Schockbehandlung embryonaler Lungenfibroblasten die korrekte Chromosomenzahl des Menschen eindeutig bestimmen konnten. Als weiterer technischer Fortschritt muß die von Nowell (1960) gemachte Einführung des Phytohämagglutinins (eines Extraktes gewöhnlicher Bohnen) in die Zellkulturmethodik bezeichnet werden. Dieses Phytohämagglutinin erwies sich in hervorragender Weise dazu imstande, die normalen Lymphocyten des zirkulierenden Blutes zu einer DNA-Synthese und zu Zellteilungen zu induzieren. Damit verfügte die Zytogenetik über ein stets zugängliches Gewebe und ein abgekürztes Verfahren, um Chromosomenanalysen zu betreiben.

Seit den ersten drei wohl bekannten Syndromen, die im Jahre 1959 beschrieben worden sind (Trisomie 21, Klinefelter- und Turnersyndrom), sind mehr als hundert verschiedene Typen von Chromosomenstörungen bekannt geworden. Viele vorher unerkannte Symptomenkomplexe sind derart auf eine Chromosomen-Anomalie zurückgeführt worden. Die Masse von Literaturmaterial schien manchmal so gewaltig angewachsen, daß sie in Chaos auszumünden drohte. Doch hat nach dieser Sturm- und Drangperiode inzwischen eine gewisse Saturation eingesetzt, womit es möglich geworden ist, für eine große Zahl dieser Mißbildungen eine genetische Klassifikation vorzunehmen, sowie auch Erbprognosen für die betroffenen Familien aufzustellen.

Es ist hier unmöglich, sogar nur einen bloßen Katalog all dieser Anomalien auszubreiten und wir müssen uns mit einer kurzen Schilderung der bedeutendsten Beiträge zu diesen klinischen Syndromen begnügen.

Trisomie 21

Wie bekannt sein dürfte, waren es Lejeune, Gauthier und Turpin, die als erste im Jahre 1959 die von Tjio und Levan drei Jahre vorher gewonnenen Kenntnisse über Chromosomen-Technik zuerst auf den Mongolismus anwandten und in den Fibroblasten solcher Patienten 47 Chromosomen feststellten. Das überzählige akrozentrische Chromosom, dem man die Nummer 21 zuordnete, gehört der Gruppe G an.

Die *einfache Trisomie 21* wurde in mehr als 90⁰/o aller untersuchten Mongoloiden gefunden. Sie ist auf meiotische Non-Disjunktion zurückzuführen.

Sehr bald nach der Entdeckung eines Extra-Chromosoms beim Mongolismus wurden Fälle beschrieben, bei welchen das zusätzliche Chromosomenmaterial auf ein anderes Chromosom übertragen worden war. Solche *Translokationen* sind sowohl innerhalb der gleichen Gruppe (G/G), als auch zwischen der G- und D-Gruppe beschrieben worden.

Wie bekannt, haben Konduktorinnen von *Translokationen D/G* eine theoretisch gleiche Chance (33⁰/o): a) normale Kinder, b) wieder Konduktoren-Kinder, c) Trisomie 21-Kinder zu bekommen. In Wirklichkeit muß jedoch ein erbprognostisches Risiko von 20⁰/o für weibliche und etwa 5⁰/o für männliche Konduktoren angenommen werden.

G/G-Translokationen können vom Typ 21/21 oder 21/22 sein. Der 21/22-Translokationsmongolismus tritt in etwa 90⁰/o sporadisch und 10⁰/o familiär oder ererbt auf. Bezüglich Übertragung und Chromosomenformel der Kinder von balancierten 21/22-Fällen verhält sich dieser Typ wie eine D/G-Translokation. Demgegenüber können aus einer 21/21-Translokation prinzipiell nur 2 Typen von Gameten hervorgehen: der eine, der die Translokation aufweist (diplo-21), und der andere ohne ein Chromosom 21 (nullo-21). Bei der Befruchtung kommt es nur zu Kindern mit Trisomie 21, da die Zygoten mit Monosomie 21 nicht lebensfähig sind. Infolgedessen kommt es auch nicht zu Kindern mit balancierter 21/21-Translokation. Individuen mit balancierter 21/21-Chromosomenformel können demnach nur durch eine Neu-Mutation entstehen (mitotischer Fehler, d. h. nachdem bereits die Zygote formiert war).

Abhängigkeit der Trisomie 21 vom Alter der Mutter

Wie allgemein bekannt, ist die Trisomie 21 (in geringerem Grade auch die Trisomien D und E sowie die Klinefelter- und Triplo-X Syndrome) vom Alter der Mutter abhängig (siehe Tabelle 1 und 2), während das Lebensalter des Vaters ohne Einfluß darauf ist. Welche Ursachen für diese zunehmende Häufigkeit der Non-Disjunktion bei der Frau maßgeblich beteiligt sind, ist unbekannt. (Vor allem wurden in der Anamnese von Müttern mongoloider Kinder Röntgenbestrahlungen in signifikanter Häufigkeit gefunden.)

Tabelle 1. *Häufigkeit des Mongolismus vom Alter der Mutter*

(nach Collmann und Stoller, 1962; Penrose und Smith, 1966)

Alter der Mutter	15—19	20—24	25—29	30—34	35—39	40—44	45 und mehr
Häufigkeit der Trisomie 21	1 : 2300 (0,043⁰/o)	1 : 1600 (0,062⁰/o)	1 : 1200 (0,083⁰/o)	1 : 880 (0,114⁰/o)	1 : 290 (0,35⁰/o)	1 : 100 (1⁰/o)	1 : 45 (2,2⁰/o)

Tabelle 2. *Risiko für ein weiteres befallenes Kind, wenn die Eltern bereits ein mongoloides Kind haben*
(nach Stevenson und Davison, 1970)

Alter der Mutter	Risiko für ein weiteres befallenes Kind	
unter 30 Jahre	$\dfrac{1}{500}$	(0,20%)
30—31	$\dfrac{1}{450}$	(0,22%)
32—33	$\dfrac{1}{350}$	(0,29%)
34—35	$\dfrac{1}{200}$	(0,50%)
36—37	$\dfrac{1}{130}$	(0,77%)
38—39	$\dfrac{1}{65}$	(1,54%)
40—41	$\dfrac{1}{50}$	(2,0%)
42—43	$\dfrac{1}{35}$	(2,9%)
44 und mehr	$\dfrac{1}{25}$	(4,0%)

Fruchtbarkeit von Mongoloiden

Es gibt 22 wohl dokumentierte Fälle von mongoloiden Müttern, die lebensfähige Kinder gehabt haben (van de Velde-Staguet et coll., 1973). In 13 Fällen war das Kind normal und 9mal wies es das Trisomie 21-Syndrom auf (Unterschied nicht signifikant vom 1 : 1 Verhältnis abweichend).

Mosaizismus

Ein Jahr nach der Entdeckung der Translokationen fanden Clarke et al. (1961) bei einem Patienten mit mongoloiden Zügen eine Mischung von normalen und Trisomie 21-enthaltenden Zellpopulationen, was als *Mosaizismus* bezeichnet wurde. Es ist berechnet worden, daß auf 48 Patienten mit regulärem Mongolismus 1 Mosaikfall kommt (Vogel, 1970). Wenn man also die durchschnittliche Häufigkeit des Mongolismus als 1 : 650 annimmt, so läßt sich die des Mosaikmongolismus auf 1 : 31.000 (650 × 48) schätzen.

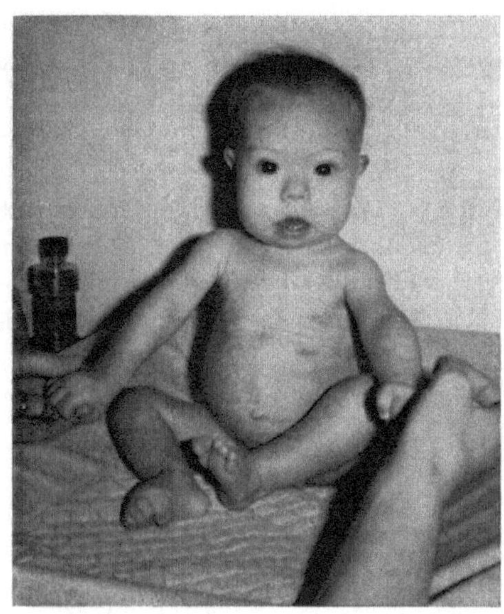

Abb. 1. Mosaik-Mongolismus (bloß 30% Trisomie 21-Zellen; Abb. 2) bei einem 11 Monate alten Knaben (Fou. Pierre, 1968, III/5 des Stammbaums Abb. 3), der im übrigen typisch mongoloid wirkt. Die Affektion war mit Ösophagusstenose und Zwerchfellhernie (operiert) verbunden. (Nach D. KLEIN et al., 1968—69). Eine ältere Schwester (III/3) weist einen XXX-Zustand auf (Abb. 4)

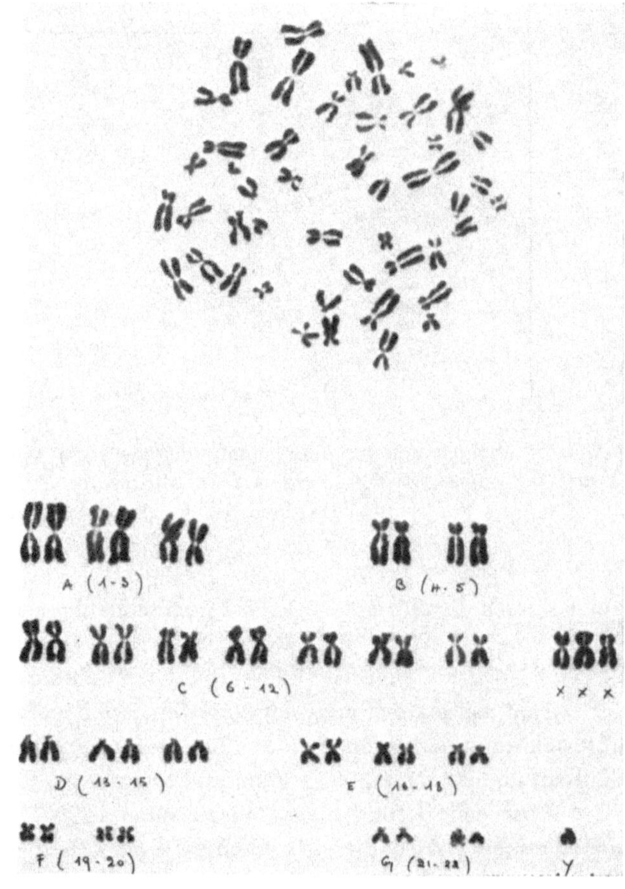

Abb. 2. Gleicher Patient wie Abb. 1. Karyotyp mit Trisomie 21

Bei Mosaikfällen kann der Phänotypus — entsprechend der Proportion anormaler Zellpopulationen — von echtem Mongolismus bis zum körperlich und geistig völlig normalen Phänotypus schwanken. Der Anteil der Zellen mit Trisomie 21 bei Mosaik-Müttern ohne charakteristische phänotypische Ausprägung bewegt sich zwischen 5 und 33%.

Derartige *phänotypisch stumme Mosaike* können, ebenso wie mikroskopisch nicht erkennbare Strukturanomalien des Chromosoms 21, wiederholtes Auftreten einer klinischen Trisomie 21 unter den Nachkommen bedingen. Praktisch ist daher besonders wichtig die Prognose von normalen Müttern mit Trisomie 21-Mosaizis-

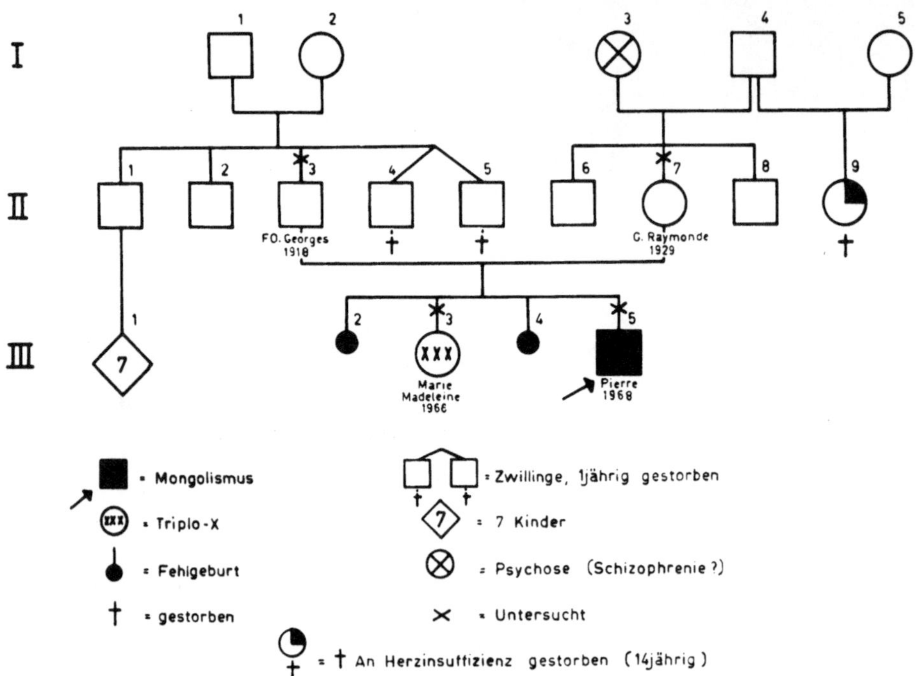

Abb. 3. Stammbaum der Familie mit gleichzeitigem Vorkommen von Mosaik-Mongolismus (III/5) und XXX-Zustand (III/3). Mutter respektiv 37 und 39 Jahre alt bei der Geburt der beiden Kinder. Außerdem zwei Fehlgeburten

mus, deren „empirisches Risiko" zahlenmäßig sehr hoch ist (ungefähr 60%; TIMSON et al., 1971), und die daher bei Schwangerschaft ein klassisches Beispiel für die Notwendigkeit der Untersuchung der Amnionflüssigkeit darstellen.

Daß gelegentlich auch der *Vater* eines mongoloiden Kindes ein Trisomie 21-Mosaik aufweisen kann, geht aus den Beobachtungen von HSU et al. (1971; 3 Familien) und MÉHES (1973; 1 Familie) hervor.

Was den Befund eines Mosaizismus (46/47, 21+) in den Geweben von Kindern anbetrifft, die sich schon rein somatisch als Mongoloide ausweisen, so ist er von geringem prognostischen Wert bei genetischen Beratungen. In der Tat besteht wenig Wahrscheinlichkeit dafür, daß Kranke mit klinischem Mongolismus, die sich zytogenetisch als Mosaike herausstellen, eine bessere intellektuelle Entwicklung nehmen werden als Standard-Trisomie 21-Kinder (Abb. 1—5).

Herkunft des Extrachromosoms bei der Trisomie 21

Es war hauptsächlich die moderne Fluoreszenz-Technik, die dazu beigetragen hat, den Ursprung des Extrachromosoms 21 beim mongoloiden Kind in

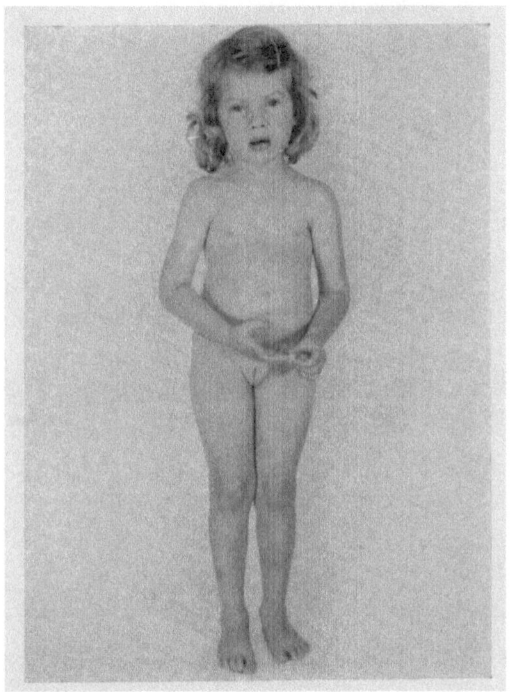

Abb. 4. 3jährige Schwester (III/3) des Probanden, die einen XXX-Zustand aufweist. Außer einer leichten Schultererhöhung rechts sowie einer ausgesprochenen Schlaffheit besonders der Handgelenke und der Knie keine besonderen Symptome. Anscheinend normale Intelligenz

gewissen Fällen, wenn die elterlichen Chromosomenformen genügend Diskordanz aufweisen, zu eruieren. So hat JACQUELINE ROBINSON (1973) in 5 von 15 Familien die Trisomie auf eine Non-Disjunktion bei der ersten meiotischen Teilung zurückführen können. (Die übrigen Familien waren nicht informativ). In der Tat zeigten die befallenen Kinder jeweils *beide* — phänotypisch verschiedene — mütterliche Chromosomen 21, und nur ein väterliches. Das mütterliche Durchschnittsalter betrug 35 Jahre.

Diese Ergebnisse von der Wichtigkeit gerade der *ersten meiotischen Teilung* sind besonders auch darum von Bedeutung, weil wir damit vielleicht einmal besser verstehen werden, worin der mütterliche Alterseffekt besteht.

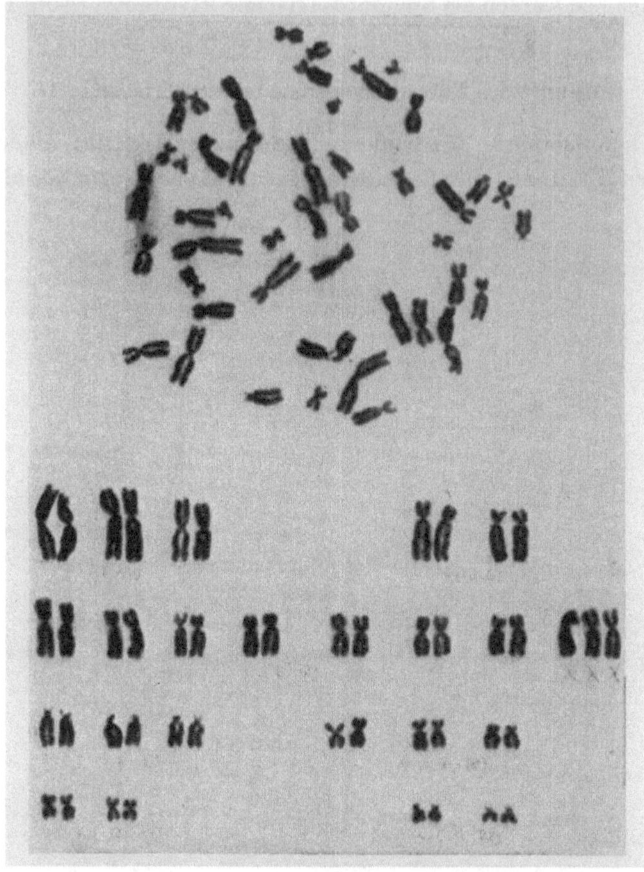

Abb. 5. Gleiche Patientin wie Abb. 4. Karyotyp 47, XXX

Pätau-Syndrom (Trisomie 13, Trisomie D) (Abb. 6 u. 7)

Die wichtigsten klinischen Befunde beim Pätau-Syndrom sind: doppelseitige Lippen-Kiefer-Gaumenspalte, Mikrocephalie, Mikrophthalmie, Iriskolobom, tiefsitzende Ohrmuscheln, Polydaktylie, Herzfehler, Kryptorchismus, Schwachsinn und Krampfanfälle. Das Gehirn weist öfters Verschmelzung der beiden Hemisphären mit Arrhinencephalie auf.

Die Angaben über die Häufigkeit unter Neugeborenen schwanken zwischen 1 : 7.600 (TAYLOR, 1968) und 1 : 9.000 (POLANI, 1969).

Das durchschnittliche Lebensalter für 55 Fälle war 14 Wochen (etwas länger als beim Edwards-Syndrom). Bei der ältesten bisher bekannt gewordenen Merkmalsträgerin mit Pätau-Syndrom handelte es sich um ein 10jähriges schwachsinniges Mädchen (MARDEN und YUNIS, 1967).

Das mittlere mütterliche Alter bei der Geburt ist gleichfalls erhöht (31,6 Jahre; FORD, 1973). Das *Extrachromosom* betrifft *Nr. 13* (YUNIS et al., 1964; GIANELLI, 1965).

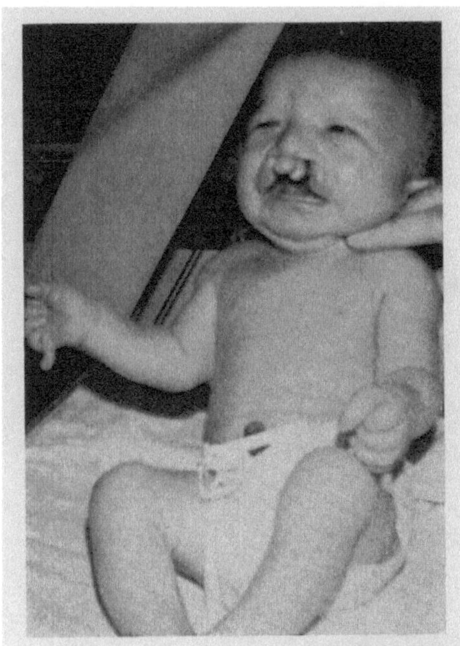

Abb. 6. Trisomie 13 bei einem 3 Tage alten Knaben (Go., 1973): kurze, fliehende Stirn, Mikrophthalmie bds. mit linkseitigem Iriskolobom. Das Philtrum ist durch einen Haut-Schleimhautbürzel ersetzt. Doppelseitige Lippen- und Gaumenspalten. Hautdefekt am Scheitel. Beidseitige Hexadaktylie an Händen und Füßen

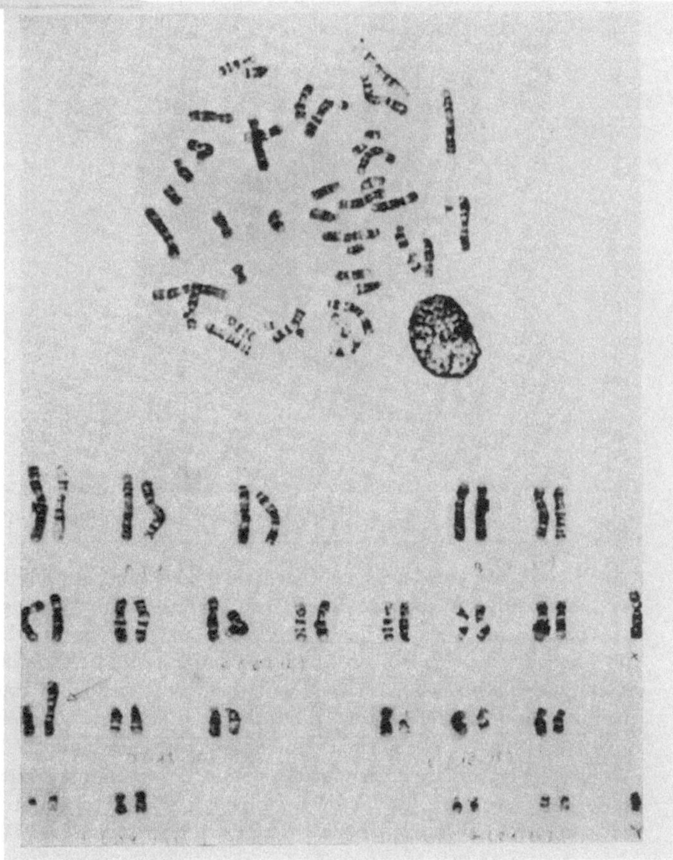

Abb. 7. Karyotyp (Denaturierungsmethode) beim gleichen Patienten wie Abb. 6, Trisomie 13 mit Translokation und zentromerer Fusion zweier Chromosomen 13. Chromosomenformel: 46, XY, —13, + t (13 q 13 q)

Edwards-Syndrom (Trisomie 18, Trisomie E) (Abb. 8)

Beim Edwards-Syndrom sind — neben Schwachsinn — die wichtigsten klinischen Merkmale: schmaler, langer Schädel mit vorspringendem Hinterhaupt, tiefsitzende dysplastische Ohrmuscheln, Mikrostomie, Mikrognathie, hoher Gaumen, Nackenfalten, Hypertonie, flektierte, typisch übereinandergeschlagene Finger, „Rocker-bottom"-Füße („Schaukelstuhl-Füße"), Ventrikelseptumdefekte, anormale Dermatoglyphen (einfache Bogenmuster).

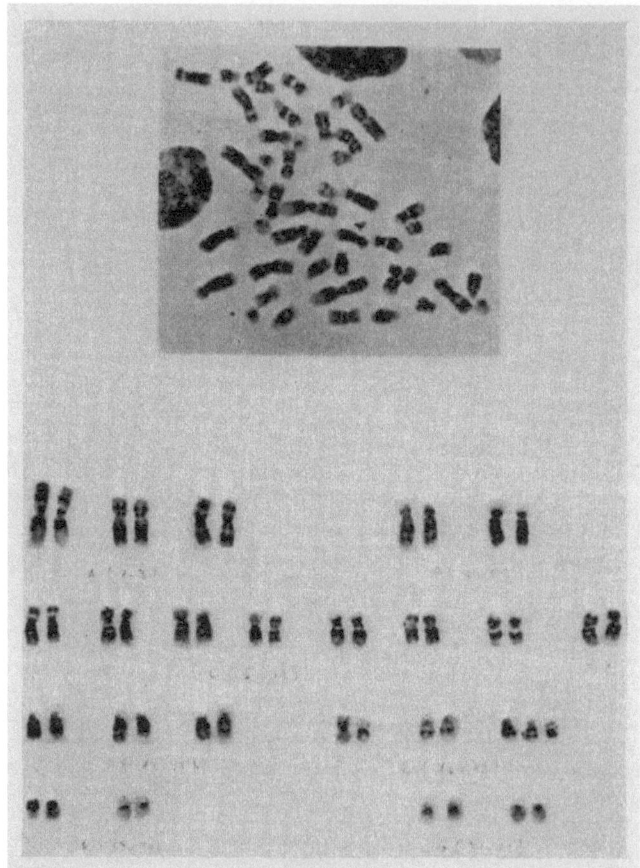

Abb. 8. Karyotyp einer Trisomie 18 bei einem 8 Monate alten Mädchen (Ba. Sandrina, 1973) mit typischer Symptomatologie

Die Häufigkeit bei Neugeborenen ist ungefähr 1 : 4.500 (Conen und Erkmann, 1966). Durch Autoradiographie (Yunis et al., 1964) ist es gelungen nachzuweisen, daß es sich beim zusätzlichen Chromosom um das *Chromosom Nr. 18* handelt. Wie bei der Trisomie 21, erscheint das mütterliche Alter erhöht (31,7 Jahre; Ford, 1973). Im Gegensatz hierzu gibt es eine Trisomie 16, die nur beim spontanen Abortus vorkommt, und bei der das mütterliche Alter nicht erhöht ist (Polani, 1966; Carr, 1967).

Die Kinder sterben im Durchschnitt zwischen dem 3. und 4. Lebensmonat. Die älteste lebende Patientin mit Trisomie 18 war ein schwachsinniges 15 Jahre altes Mädchen (Hook et al., 1965). Bei einem $11^{1}/_{2}$ Jahre alten Knaben war die Trisomie 18 mit einem Wilms-Tumor assoziiert (Geiser und Schindler, 1969).

Autosomale Chromosomendeletionen

Das Syndrom des „Cri du Chat" (B₅ p-) (Lejeune, Lafourcade, Berger et al., 1963) (Abb. 9—12).

Beim Cri-du-Chat-Syndrom besteht zytologisch ein partieller Verlust der kurzen Arme eines Chromosoms B₅. Das charakteristische Symptom ist ein eigentümliches Wimmern und klägliches Schreien, das infolge seiner Ähnlichkeit mit dem Miauen junger Katzen dem Syndrom seinen Namen gegeben hat (auf Laryngomalacie sowie abnorme Flaccidität der Epiglottis zurückgeführt). Diese Stimmbildung verschwindet öfters bei älteren Patienten.

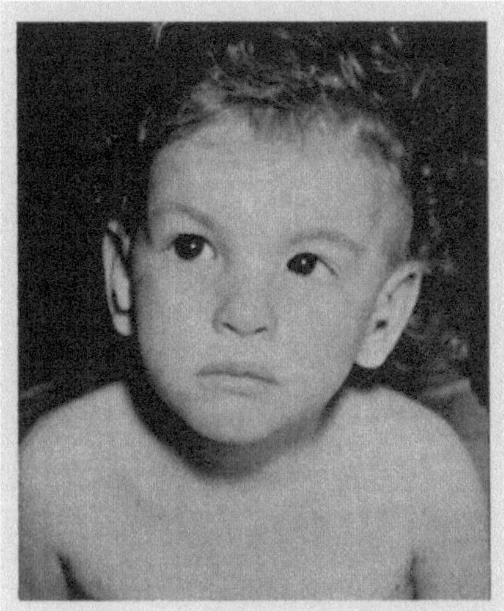

Abb. 9

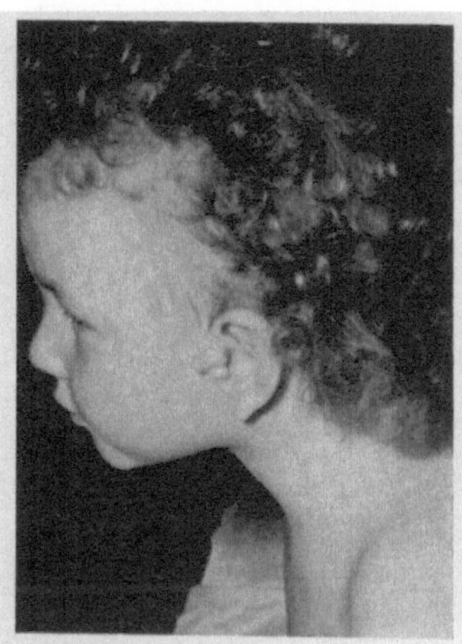

Abb. 10

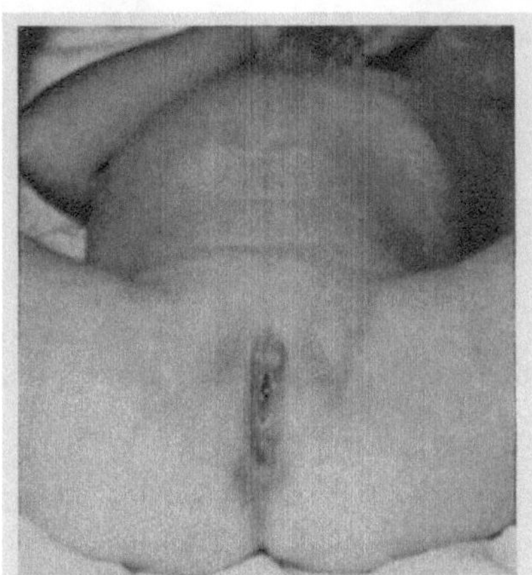

Abb. 11

Abb. 9. Cri-du-Chat-Syndrom bei einem 2jährigen Mädchen (Pra. Catherine, 1969): Mikrocephalie, Hypertelorismus, Epicanthus, erethische Idiotie. Das Schreien erinnert nur gelegentlich an das Miauen einer Katze

Abb. 10. Gleiche Patientin wie Abb. 9. Seitliche Aufnahme: tiefsitzende, grobmodulierte Ohren. Beiderseits präaurikuläre Anhänge

Abb. 11. Gleiche Patientin wie Abb. 9. Aplasie der großen Schamlippen

Das durchschnittliche mütterliche Alter ist nicht erhöht.

Die Häufigkeitsschätzungen schwanken zwischen 1 : 50.000 und 1 : 100.000 (Polani, 1969).

Das Krankheitsbild stellt keinen eigentlichen Letalfaktor dar. In der Tat sind Patienten bis zu 14 Jahren beschrieben worden; das Alter eines nicht veröffentlichten Falles betrug sogar 30 Jahre (Bettecken et al., 1965).

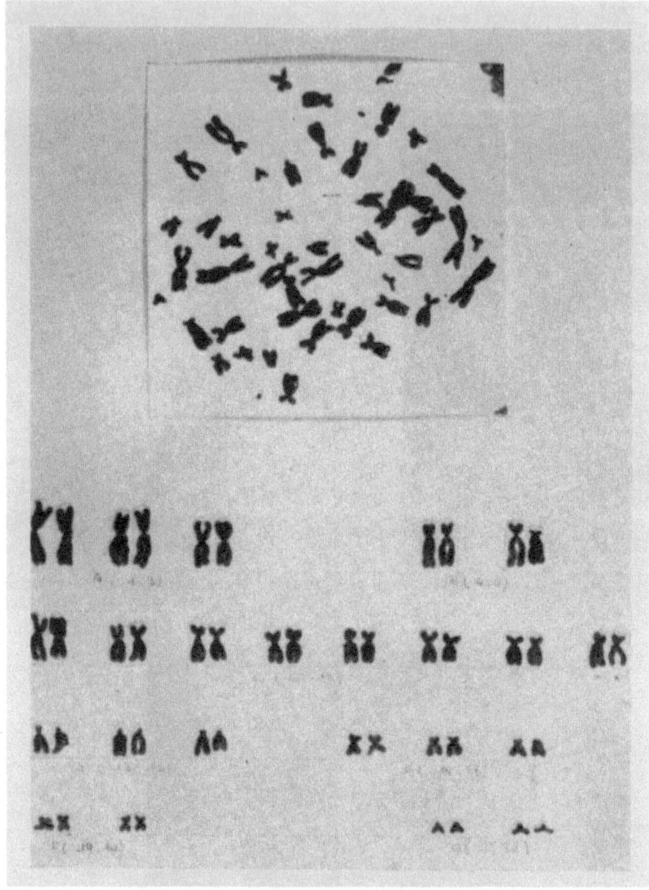

Abb. 12. Karyotyp der Patientin mit Katzenschreisyndrom: B₅ p-

Während in der überwiegenden Mehrheit diese Deletion *sporadisch* aufgetreten ist, sind auch Fälle von nicht balancierter Translokation bei Kindern von Personen mit reziproker balancierter Translokation (zwischen Chromosom 5 und einem Chromosom C, D oder G) bekannt geworden.

Deletion eines kurzen Arms eines Chromosoms Nr. 4 (B₄ p-) (Hirschhorn et al., 1961; Wolf et al., 1965).

Allein das autoradiographische Markierungsmuster gestattet, 4p- von 5p- („Cri du Chat") abzugrenzen. Phänotypisch bestehen klare Unterschiede.

Die Kinder fallen durch Mikrocephalie, Hypertelorismus, Schnabelnase, Lippen-Kiefer-Gaumenspalte und Kolobome auf.

Häufig finden sich auch zerebrale Schäden (Dysraphien mit Balkenagenesie, Agenesie des Septum pellucidum oder interventrikuläre Cysterne).

Deletion eines langen Arms eines Chromosoms Nr. 4 (B₄ q-).

Dieses Syndrom, von dem nur wenige Beispiele bekannt sind (siehe OCKEY et al., 1967; FERRIER und FREUND, 1973), scheint hauptsächlich durch eine Aplasie der Daumen oder andere Extremitätenmißbildungen gekennzeichnet zu sein. Weitere Symptome sind cranio-faziale Dysmorphie, mongoloide Lidspalten, tiefsitzende Ohrmuscheln, eingesunkene Nasenwurzel und nach oben gerichtete Nase, Gaumenspalten, sowie Herzanomalien.

Deletion eines Teils des langen Arms eines Chromosoms der D-Gruppe: *Das Dq-(13 q)-Syndrom.*

In den letzten Jahren konnte auf Grund von mehr als 40 Beobachtungen ein Syndrom beschrieben werden, das gleich zwei Leitsymptome aufweist, nämlich
   a) Aplasie oder Hypoplasie des Daumens (Gegenstück der Polydaktylie bei der Trisomie 13),
   b) Retinoblastom.

Beide Leitsymptome kommen in je etwa ¹/₄ der publizierten Fälle vor (WILSON et al., 1973).

Weitere Merkmale sind: Mikrocephalie (mit Trigonocephalie), Hypertelorismus, Epikanthus, tiefgelegene Ohren, vorstehende Oberzähne, Mikrognathie, hoher Gaumen oder Gaumenspalte, Hypospadie mit Kryptorchismus, eventuell Atresia ani. An weiteren eventuellen Augensymptomen, abgesehen vom Retinoblastom, kommen Iriskolobom und Mikrophthalmie vor.

Geistige Rückständigkeit scheint eines der häufigsten Symptome zu sein, doch ist auch ein Patient mit normaler Intelligenz beschrieben worden (ORYE et al., 1971).

Symptomatologie des Syndroms 18 p- (DE GROUCHY et al., 1963).

Schwachsinn, Kleinwuchs, abgeplattete Nasenwurzel, tief sitzende Ohrmuscheln, Karies, gedrungene Hände mit kurzen Fingern. Augenregion: Hypertelorismus, Ptosis, Epikanthus, Strabismus, selten Cyklopie.

Mütterliches Alter leicht erhöht.

Symptomatologie des Syndroms 18 q- (DE GROUCHY et al., 1964).

Schwachsinn, allgemeine Hypotrophie, Mikrocephalie; Gesichtsdysmorphie: Retraktion der mittleren Etage des Gesichts mit „Karpfenmund"; Hypertrophie von Anthelix und Antitragus, Stenose oder Atresie des Gehörgangs, Spindelfinger, subakromiale Grübchen. Augenregion: temporale Optikusatrophie, Anomalien des Iris-Hornhautwinkels, Nystagmus.

Mütterliches Alter nicht erhöht.

Die Lebenserwartung ist bei beiden Syndromen nicht wesentlich erniedrigt.

Das *Ringchromosom 18* führt zu keinem eigenen Syndrom. Je nach Deletion des kurzen und/oder langen Arms kommt es zur gleichen Symptomatologie wie beim 18 p- oder 18 q- Syndrom.

Ringchromosomen

Überhaupt ist das Problem, eine Beziehung zwischen Phänotyp und Genotyp im Falle der Ringchromosomen herzustellen, sehr schwierig. Da hierbei Chromosomenmaterial sowohl vom kurzen als vom langen Arm verloren gegangen ist, kann der Grad der Deletion an jedem der beiden Enden des Chromosoms ganz verschieden sein.

Wenn natürlich bestimmte Gene am Ende des in Frage stehenden Chromosoms lokalisiert sind, kann der regelmäßige Verlust gerade dieses oder jenen Gens konstante phänotypische Manifestationen erzielen.

Ringchromosomen sind für alle 7 Chromosomengruppen beschrieben worden. So ist zum Beispiel ein B-Ring-Chromosom gerade deswegen entdeckt worden, weil das manifestierte Syndrom identisch mit dem Cri-du-Chat-Syndrom war (Rohde und Tomkins, 1965; Steele et al., 1966).

Wie unterschiedlich im übrigen die Symptomatologie der Ringchromosomen im Vergleich zu den gewöhnlichen Deletionen des gleichen Chromosoms sein kann, ersehen wir gerade beim Chromosom 18-Ringsyndrom, wo eine Atresie des äußeren Gehörganges nur etwa bei einem Drittel der Patienten auftritt, während das „reguläre" 18q-Syndrom sich bei der Hälfte der Patienten auf diese Weise manifestiert.

Beim D-Chromosom-Ring-Syndrom wurden in 2 Fällen abnorme Vererbung des Haptoglobins mitgeteilt, wobei es sich immer um das Chromosom 13 handelte.

„Katzenauge"-Syndrom

Merkmale dieses Syndroms sind, unter anderen, Iriskolobom, antimongoloide Richtung der Lidspalten, präauriculare Fisteln und Atresia ani.

Ziemlich regelmäßig fand sich als zytogenetische Begleitanomalie ein zusätzliches partielles Chromosom von etwa der halben Größe eines Chromosoms der G-Gruppe. Inzwischen konnte dank der Fluoreszenz-Technik gezeigt werden, daß es sich bei dem Extra-Chromosom um ein deletiertes Chromosom Nr. 22 handelt (Bühler et al., 1972).

Sonstige reziproke Translokationen

Wir haben bereits beim Abschnitt über Mongolismus auf die D/G- und G/G-Translokationen hingewiesen. Vermutlich sind es ihre relative Kleinheit sowie Neigung zu Satelliten-Assoziationen, die diese akrozentrischen Chromosomen zu Brüchen und Translokationen prädisponieren. Neben den oben erwähnten Translokationen können solche aber gelegentlich auch zwischen anderen Chromosomen vorkommen.

Träger balancierter reziproker Translokationen besitzen die normale Zahl von 46 Chromosomen und sind phänotypisch normal, da sich an der Gesamtmenge von genetischem Material nichts geändert hat. Jedoch können die von ihnen produzierten Gametentypen je nachdem zu viel oder zu wenig Chromosomensegmente aufweisen, so daß es bei der Fertilisation mit normalen Gameten zu genetisch nicht-balancierten Zygoten kommen kann.

Folgende Gametenkombinationen kommen dabei in Betracht:

1) Individuen mit zwei normalen Chromosomen;
2) balancierte Träger der reziproken Translokation, die phänotypisch normal sind;
3) phänotypisch befallene Individuen mit nichtbalancierter Translokation, wobei eines der beiden Chromosomensegmente verdoppelt ist (partielle Trisomie A) und das andere Chromosomensegment abwesend ist (partielle Monosomie B);
4) phänotypisch befallene Individuen mit nichtbalancierter Translokation, wobei das Chromosomensegment B verdoppelt ist (partielle Trisomie B) und das Chromosomensegment A fehlt (partielle Monosomie A).

Es ergeben sich somit aus diesen Gametenkombinationen zwei klinisch und zytogenetisch verschiedene Chromosomenanomalien. Trotzdem somit theoretisch in solchen Familien die Wahrscheinlichkeit 50% für die Entstehung von Mißbildungen aller Art beträgt, ist in Wirklichkeit das Risiko viel geringer und dürfte auf Grund statistischer Untersuchungen etwa 15% für weibliche und bloß 8% für männliche Träger von Translokationen sein. Das Bestehen einer balancierten Translokation bei einem der

Eltern sollte immer dann vermutet werden, wenn neben kongenitalen Anomalien auch Fehlgeburten wiederholt in einer Familie aufgetreten sind. Dank der Technik der Amniocentese ist die Prognose und die Prophylaxe für Familien mit derartigen balancierten Translokationen sehr verbessert worden. Die Methode ist allerdings auf die Länder beschränkt, in denen legale Interruptionen möglich sind.

Spontane Aborte

Die hohe Anzahl der verschiedensten Chromosomenanomalien bei spontanen Aborten und in Familien mit wiederholten Aborten läßt darauf schließen, daß den Fehlgeburten öfters Chromosomenaberrationen zugrunde liegen. In der Tat wurde an der Genfer Konferenz für die Standardisation der Chromosomenstudien bei Aborten (1966) geschätzt, daß etwa 15% aller Schwangerschaften zu spontanen Aborten führt; von letzteren weisen etwa 20% chromosomale Aberrationen auf. Es kann somit angenommen werden, daß mindestens 3% (15% $\times$ 20%) aller Konzeptionen zu einem chromosomal anormalen Embryo führen (FORD, 1973). Ganz allgemein muß mit Chromosomenanomalien bei etwa 1% aller neugeborenen Kinder gerechnet werden.

In diesem Zusammenhang sei kurz auf die Diskussion bezüglich Chromosomen-Anomalien im Gefolge der Absetzung oraler Antikonzeptionsmittel eingegangen (CARR, 1967, 1969; BOUÉ et al., 1967; LITTLEFIELD et al., 1971; DEGENHARDT et al., 1973). Obwohl danach kein Zweifel bestehen kann, daß diese Medikamente eine statistisch signifikante Zunahme von chromosomalen Störungen bei Aborten bewirken, sind uns bisher keine Fälle von lebensfähigen Kindern mit Chromosomenanomalien bekannt geworden, die auf Einnahme oraler Kontraceptionsmittel zurückzuführen wären.

Andererseits scheinen Mütter von mongoloiden Kindern anamnestisch häufiger Röntgenbestrahlungen ausgesetzt gewesen zu sein als Mütter einer Vergleichsbevölkerung (SIGLER, LILIENFELD, COHEN und WESTLAKE, 1965; UCHIDA et al., 1968). STEVENSON et al. (1970) konnten jedoch einen Einfluß von Bestrahlungen vor der Schwangerschaft für das Entstehen von mongoloiden Kindern nicht bestätigen.

Von den anderen Faktoren, die gelegentlich als mögliche Ursachen von Non-Disjunktion angeführt werden, scheinen hauptsächlich Virusinfektionen (besonders infektiöse Hepatitis) eine Häufung von Mongolismus bedingen zu können (STOLLER und COLLMANN, 1965).

Störungen der Geschlechtschromosomen

Das Klinefelter-Syndrom (Abb. 13—14)

Der Weg zur Entdeckung von Aberrationen der Geschlechtschromosomen war bereits durch die Auffindung des Geschlechtschromatins im Jahre 1956 (PLUNKETT und BARR) geebnet worden (Nachweis von Chromatinkörperchen im Mundschleimhaut-Abstrich). Diese Autoren hatten bereits infolge des Vorhandenseins dieser „Barrschen Körperchen" beim Klinefelter-Syndrom auf die Chromosomen-Formel XXY geschlossen. Im Jahre 1959 wurde diese Annahme durch den Karyotyp-Befund von JACOBS und STRONG bestätigt.

Symptomatologie des typischen Klinefelter-Syndroms (KLINEFELTER, REIFENSTEIN und ALBRIGHT, 1942): kleine Hoden, Gynäkomastie (bloß in etwa 25% der Fälle), vermehrte Gonadotropinausscheidung im Urin, Azoospermie, verminderter Gesichts- und Körperhaarwuchs, überdurchschnittliche Körperhöhe, vor allem vermehrte Beinlänge, sowie verbreitertes Becken. Eine testikuläre Biopsie zeigt Sklerose und Hyalinisation der Samenkanälchen mit Anhäufung der Leydigschen Zellen.

Die Häufigkeit des Klinefelter-Syndroms beträgt 1 : 700 männliche Neugeborene

(COURT-BROWN und SMITH, 1969; POLANI, 1970). Das durchschnittliche mütterliche Alter ist leicht erhöht (ungefähr 32 Jahre).

Das Zustandekommen der XXY-Aberration läßt sich durch eine Non-Disjunktion während der Gametogenese erklären. Studien an Farbenblinden sprechen dafür, daß dieses Ereignis sowohl auf der väterlichen als mütterlichen Seite eintreten kann.

In etwa ein Viertel aller Fälle geht das Klinefelter-Syndrom mit geistiger Rückständigkeit einher. Etwa ein Prozent von Hilfschülern und leicht Schwachsinnigen zeigen einen Klinefelter. Auch affektive, charakterliche sowie psychosexuelle Störungen scheinen

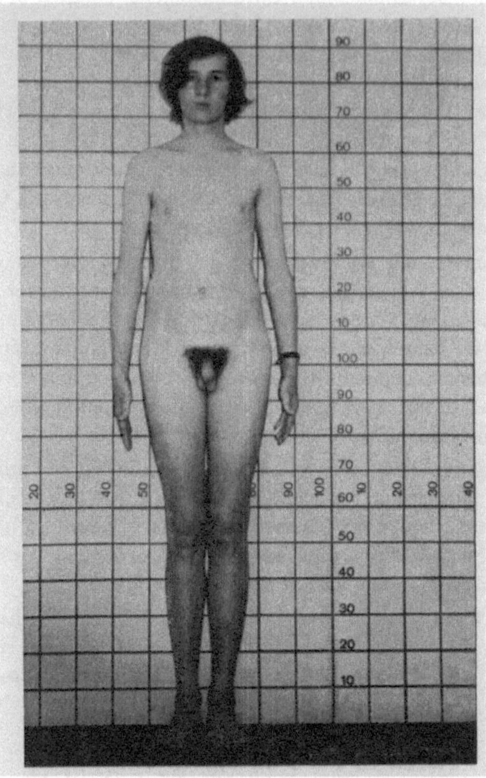

Abb. 13. Klinefelter-Syndrom bei einem 19jährigen Patienten (F. Gerald, 1952): Gynäkomastie, bohnengroße Hoden, fehlender Bartwuchs, feminine Schambehaarung, mäßige Intelligenz. Größe 1,88 m, Makroskelie

bei ihnen häufiger als in der Allgemeinbevölkerung vorzukommen. Ungefähr 5% aller Patienten mit Fertilitätsstörungen weisen einen XXY-Zustand auf.

Neben dem klassischen Klinefelter-Syndrom von der Formel XXY, das etwa drei Viertel aller Fälle umfaßt, kann man noch Formen mit mehr als einem X-Chromosom (z. B. XXXY, XXXXY) und eventuell mit mehr als einem Y-Chromosom (XXYY, XXXYY) unterscheiden (Tabelle 3). All diese Formen fallen phänotypisch mehr oder weniger in den Rahmen einer, wenn auch schwereren Ausprägung der Klinefelter-Symptomatologie; vor allem nimmt der Schwachsinn mit der Zunahme der X-Chromosomen zu (Abb. 15—17).

Mosaizismus. — Dieser wird entweder durch Non-Disjunktion (eventuell auch durch

„Anaphase-lagging") bei der ersten oder einer späteren mitotischen Teilung bedingt. Als Folge können sich neben der normalen Zellpopulation noch andere Zell-Linien mit abweichenden Chromosomenformeln (hyper- und hypo-diploide Chromosomenzahlen) vorfinden. Die Klinefelter-Mosaike können eine große Variabilität der phänotypischen Abweichungen darbieten, sowohl nach dem Zeitpunkt der postmeiotischen Teilung, als auch nach der Proportion der verschiedenen Zellpopulationen.

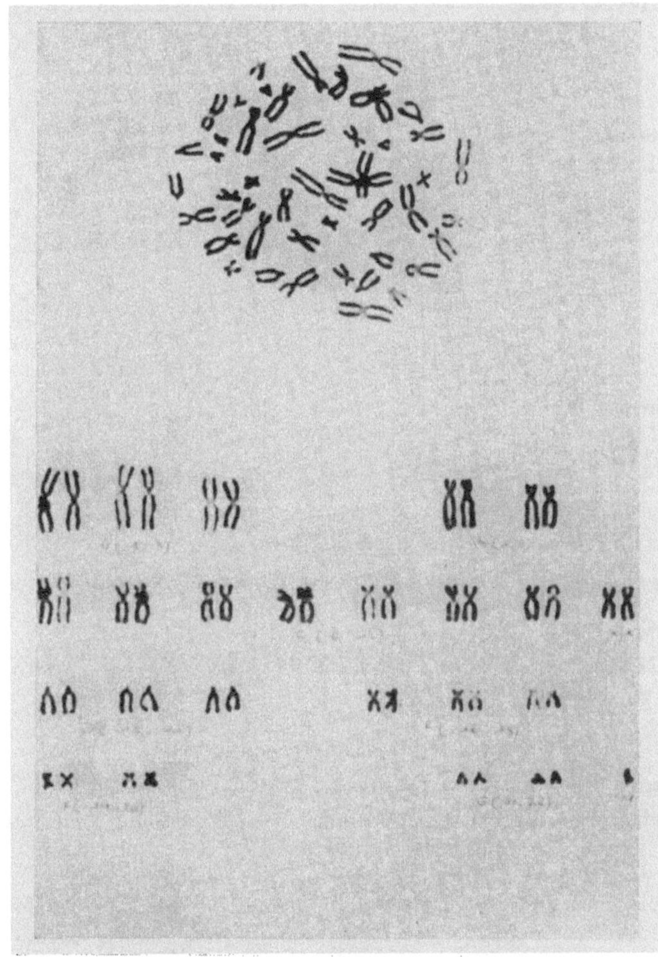

Abb. 14. Karyotyp beim gleichen Patienten wie Abb. 13 (47, XXY)

Was die häufigste Mosaikform, nämlich den *XY-XXY-Zustand* anbetrifft, so geht er mit einer Abschwächung der hauptsächlichsten Klinefelter-Symptome einher.

46/XX-Karyotyp. — Eine besondere Stellung im Rahmen des Klinefelter-Syndroms nehmen Männer mit 46/XX-Karyotyp ein. Diese Patienten weisen, abgesehen von ihrer Sterilität, entweder einen normalen oder einen Klinefelter-Phänotypus auf. Mosaizismus als Ursache dieser Chromosomenkonstellation scheint nicht wahrscheinlich. FERGUSON-SMITH (1966) erörtert die Möglichkeit, daß es sich um einen *reziproken Austausch* zwischen Teilen des X- und Y-Chromosoms handeln könnte, was das Vorhandensein von Testis-bestimmenden Genen bei dem XX-Mann erklären könnte.

Chromatin-negativer Hypogonadismus. — Es sei noch erwähnt, daß es „Pseudo-Klinefelter"-Syndrome bei normaler Chromosomenformel und Fehlen von Barrschen Chromatinkörperchen gibt. Derartige Formen treten öfters familiär auf und dürften daher auf ein rezessives Gen zurückzuführen sein.

Tabelle 3. *Mosaikformen der Klinefelter-Reihe*
(nach J. REITALU, 1968, und M. LEVITAN u. A. MONTAGU, 1971)

Mosaike mit 2 Zell-Linien	XX/XXY XY/XXY XY/XXXY XXY/XXXY XXY/XXYY XXXY/XXXXY XXXX/XXXXY
Mosaike mit 3 Zell-Linien	XY/XXY/XXYY XX/XXY/XXXY XY/XXY/XXXY XY/XYY/XXYY XO/XY/XXY XX/XY/XXY XX/XXY/XXYYY XXXY/XXXXY/XXXXYY XXXY/XXXXY/XXXXXY
Mosaik mit 4 Zell-Linien	XXY/XY/XX/XO
Mosaik mit 6 Zell-Linien (ANDERS et al., 1960)	XXX/XXXY/XXXX/XXXXY/XXXXX/XXXXXY

Das 47, XYY-Syndrom

Eine wichtige Entdeckung, die vor allem auch von Gerichtsmedizinern, Juristen und der Presse aufgegriffen worden ist, bildete die von einer Reihe von Autoren gemachte Feststellung, wonach die Chromosomenkonstitution XYY mit überdurchschnittlicher Körpergröße, asozialem Verhalten und Aggressivität bei häufig damit verbundener Debilität zusammenhängt. Es ist daher nicht erstaunlich, daß solche Personen besonders in Strafanstalten für rückfällige Verbrecher oder psychiatrischen Anstalten für debile, psychopathisch-kriminelle Patienten angetroffen werden (JACOBS et al., 1965; CASEY et al., 1966; CLOSE et al., 1968; COURT BROWN, 1968; PRICE, 1969; FORD, 1973).

Während anfänglich angenommen wurde, daß der XYY-Zustand selten sei (etwa 1 : 2.000), hat sich inzwischen auf Grund von Serien-Untersuchungen von neugeborenen Knaben herausgestellt, daß die Häufigkeit der Chromosomen-Konstitution XYY etwa 1 : 600 beträgt (RATCLIFFE et al., 1970). Es geht daraus hervor, daß die bei diesem Zustand beobachtete Aggressivität die Ausnahme darstellt und die Mehrheit der Individuen dieses Genotyps sich als normale und wohladaptierte Mitglieder der Gesellschaft verhalten.

Als Erklärung für diese Verhaltensstörungen im Sinne der Aggressivität muß die — durch das Extra-Chromosom bedingte — „doppelte Männlichkeitsdosis" angeführt werden. Diese dürfte zu einer psychisch dysharmonischen Persönlichkeitsentwicklung führen, wobei die öfters gleichzeitig vorhandene Debilität einen die Impulsivität und Enthemmung begünstigenden Faktor darstellen dürfte.

Die Fruchtbarkeit dieser XYY-Individuen ist nicht gestört. Eigentümlicherweise ist, von wenigen Ausnahmen abgesehen, ihre Nachkommenschaft frei von dieser Chromosomenanomalie, so daß angenommen werden muß, daß die Spermatozoen mit doppelter Y-Befrachtung einer Anti-Selektion unterliegen.

Die XYY-Aberration muß auf eine Non-Disjunktion bei der zweiten meiotischen Teilung zurückgeführt werden.

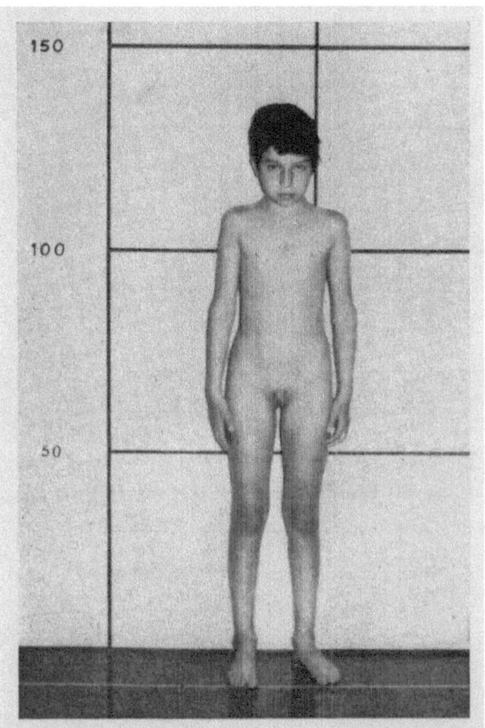

Abb. 15. Supra-Klinefelter-Syndrom (XXXY) bei einem 10jährigen Knaben (Ch. Renato, 1962): leichte Mikrocephalie, ausdrucksarme Physiognomie, leichte Skelettanomalien, mäßige Hypoplasie des Penis und des Scrotums, lange Plattfüße, geistige Rückständigkeit. (Nach G. Pescia et al., Arch. f. Genetik (Zürich) 47, 37—51 (1974)).

Turner-Syndrom

Wie beim Klinefelter-Syndrom, ging die Diagnose (45, XO) des Turner-Syndroms auf Grund fehlenden Geschlechtschromatins um einige Jahre der Gewebskultur voraus (Polani et al., 1954; Wilkins et al., 1954). Polani et al. (1956) kamen auf Grund der Häufigkeit gleichzeitiger Rotgrünblindheit, die der des männlichen Geschlechts entsprach, zum Schluß, daß diese „chromatin-negativen" Patienten die XO-Formel aufweisen müßten. Diese Annahme wurde drei Jahre später durch Ford et al. (1959) bestätigt. Seit 1959 wurden mehr als ein Dutzend chromosomale Varianten beschrieben, die auch verschiedene phänotypische Formen aufweisen.

Das klinische Bild ist uneinheitlich und kann alle Variationen von komplettem Krankheitsbild bis zum abortiven Syndrom aufweisen. Meistens bestehen Kleinwuchs

D. KLEIN:

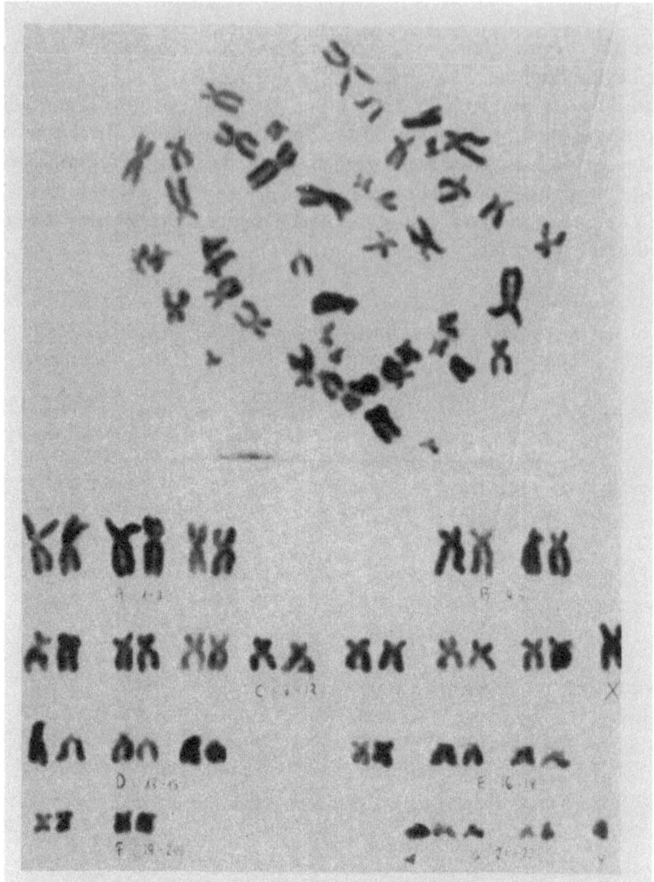

Abb. 16. Karyotyp beim gleichen Patienten wie Abb. 15 (48, XXXY)

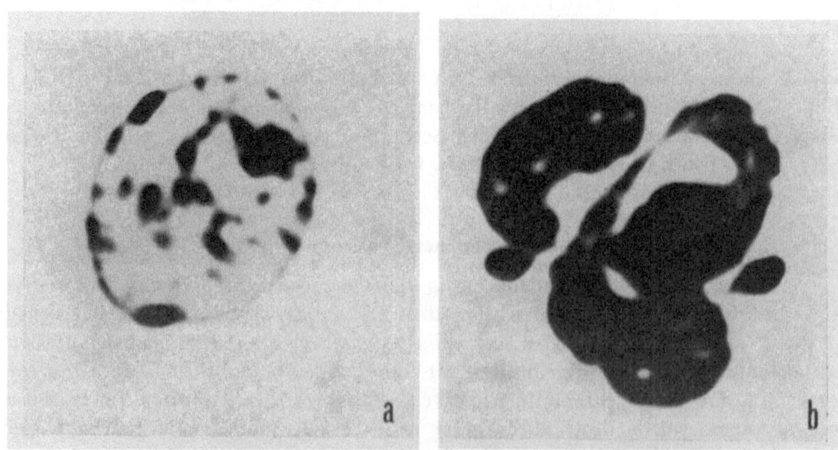

Abb. 17. Gleicher Patient wie Abb. 15.
a) Zwei Barrsche Körperchen in einer Epithelzelle der Mundschleimhaut
b) Zwei „Drumsticks" in einem segmentkernigen neutrophilen Leukocyten

(durchschnittlich 145 cm) mit sexuellem Infantilismus, faziale Dysmorphie („Sphinx-" oder „Froschgesicht"), tiefer Nacken-Haaransatz, wenig differenzierte Ohrmuscheln, nicht selten Hypertelorismus und Epikanthus, in der Hälfte aller Fälle ein Pterygium und so gut wie immer ein kurzer Hals, ein schildförmiger Thorax mit großem Mamillenabstand, und Cubitus valgus. Beim Säugling ist das Pterygium noch nicht typisch entwickelt, doch finden sich am Nacken lose Hautfalten, Oedeme von Hand und Fußrücken, multiple Pigmentnävi, häufig auch Nieren-, Herz- und Gefäßmißbildungen (besonders Aortenisthmusstenose). Die Knochenentwicklung ist verlangsamt. Bei einer Laparotomie findet sich eine Gonadendysgenesie (strangförmige, bindegewebige Gebilde an Stelle von Ovarien).

Eine puberale Reifung fehlt in der Regel, doch sind einzelne Patienten mit mäßiger Ausbildung der sekundären Geschlechtsmerkmale bekannt. Gelegentliche Menstruationen können vorkommen. Ferner sind einzelne Patienten mit vollständiger sexueller Reifung beschrieben worden, einzelne sogar fertil. Wenn auch hier immer ein Mosaik in Frage kommen mag, so ist bestimmt eine normale ovarielle Funktion nachgewiesen worden bei einer 39jährigen Patientin (Kleinwuchs, jedoch ohne Pterygium colli, negatives Chromatin, 45 Chromosomen mit XO, auch in den Ovarien; regelmäßige Menstruation), die ein normales männliches Kind mit 31 Jahren bekam (BAHNER et al., 1960).

Was die geistige Retardation anbetrifft, so ist sie weitaus geringer als beim Klinefelter-Syndrom (etwa $10^0/0$ beim Turner-Syndrom, dagegen $25^0/0$ beim Klinefelter-Syndrom).

Die Häufigkeit des Turner-Syndroms wird auf 1 : 2.500 geschätzt. Dagegen wurden $5^0/0$ XO-Karyotypen bei 227 spontanen Fehlgeburten beiderlei Geschlechts gefunden (CARR, 1967).

Die Ursache für die hohe intrauterine Mortalität der XO-Anomalien ist nicht klar. Das Alter der Mutter spielt für das XO-Syndrom im Gegensatz zum Klinefelter-Syndrom keine Rolle. Auf Grund von Rotgrünblindheit- und Xg-Blutgruppenstudien kann gefolgert werden, daß in $^3/_4$ der Fälle das einzige X mütterlichen Ursprungs ist, die Anomalie also durch Non-Disjunktion bei der väterlichen Gametogenese entstanden ist. Zusätzliche Beweise wurden durch Untersuchungen an XO-Patienten mit gleichzeitigem Vorhandensein von X-chromosomaler Glukose-6-Phosphat-Dehydrogenase-Defizienz (GARTLER et al., 1962) und Duchennescher progressiver Muskeldystrophie (FERRIER et al., 1965) geliefert.

Varianten des Turner-Syndroms

Von den häufigsten XO-Mosaiken seien die Karyotypen XO/XX und XO/XY erwähnt, die klinisch Turner'sche Züge in jeder Abstufung aufweisen können. Der Phänotypus hängt im Prinzip von den relativen Proportionen der beiden Zell-Linien in den Geweben und Organen ab.

Das Turner-Syndrom kann sich auch beim normalen weiblichen oder männlichen Karyotypus finden. Die weiblichen Vertreter dieser Gruppe (46, XX) weisen

a) entweder normale Ovarialfunktion, und sekundäre Geschlechtsmerkmale und nur wenige Turner-Stigmata (eventuell Pterygium colli) auf; oder

b) gehören zur Gruppe der *reinen Gonadendysgenesie;* d. h. zeigen sexuellen Infantilismus, Amenorrhöe, und bindegewebige Bänder an Stelle der Ovarien, lassen aber sonst keinerlei phänotypische Zeichen eines Turner-Syndroms erkennen (außer eventuellem Cubitus valgus).

Auch der *Karyotypus 46, XY* ist mit diesem weiblichen Phänotypus der Gonadendysgenesie vergesellschaftet gefunden worden. Eventuell handelt es sich hierbei um eine mangelhafte oder fehlerhafte Anlage der Y-Chromosoms, die zu einer ungenügenden

Maskulinisation des Foetus führt. Familiäres Auftreten von reiner XY-Gonadendysgenesie ist mehrere Male beschrieben worden (siehe CHEMKE et al., 1970).

In diesem Zusammenhang sei auch das *Turner-Syndrom des Mannes* erwähnt, wobei sich eine normale Chromosomenkonstitution (XY) findet. Als Erklärung dieser Turner-ähnlichen Symptomatologie wurde eine partielle, mikroskopisch nicht nachweisbare Deletion des Y-Chromosoms angenommen (FERGUSON-SMITH, 1965), doch könnte auch eine Mosaik-Zellinie mit XO für diese Anomalien in Betracht gezogen werden. In gewissen, familiär aftretenden Fällen muß auch eventuell ein für dieses Syndrom verantwortliches Gen berücksichtigt werden (WARKANY, 1971).

XXX-Syndrom (Abb. 4 u. 5)

Die häufigste Geschlechtschromosom-Anomalie stellt bei der Frau das Vorhandensein eines Extra-X-Chromosoms dar. Eine phänotypische Auswirkung ist meist nicht zu beobachten, und ein spezifisches klinisches Syndrom scheint nicht zu existieren. Häufig ist Unterentwicklung der sekundären Geschlechtsmerkmale sowie Oligomenorrhöe zu beobachten.

Die erste beschriebene Patientin mit diesem Syndrom (JACOBS et al., 1959) zeigte bloß leichten Schwachsinn und sekundäre Amenorrhöe. Die große Zahl weiterer Patientinnen mit Oligophrenie weist auf die Häufigkeit dieses Merkmals beim XXX-Zustand hin. Dagegen scheinen Amenorrhöe und Sterilität nicht zu den obligaten Symptomen zu gehören.

Reihenuntersuchungen bei neugeborenen weiblichen Kindern, die auf der Basis von Chromatinstudien relativ leicht durchführbar sind (2 Barr-Körperchen), ergaben eine Häufigkeit von 1 : 830 (MACLEAN et al., 1964). Dagegen erwies es sich, entsprechend der Zunahme des Klinefelter-Syndroms bei debilen Männern, daß geistesschwache, in Anstalten untergebrachte Frauen eine etwa $3^{1}/_{2}$mal größere Häufigkeit dieser Chromosomenanomalie (1 : 250) zeigten.

Das mütterliche Alter beim XXX-Syndrom ist signifikant erhöht.

Wie bereits erwähnt, hat die übergroße Zahl der XXX-Frauen keine somatischen Störungen. Doch sind Triplo-X-Frauen mit verschiedenartigen Anomalien gefunden worden, zum Beispiel schweren Herzmißbildungen.

Fertilität. — Es hätte eigentlich erwartet werden müssen, daß infolge obligater Non-Disjunktion etwa 50⁰/o der Kinder von XXX-Frauen entweder wieder einen Karyotyp 47, XXX oder einen mit 47, XXY aufweisen würden. Demgegenüber verhält es sich in Wirklichkeit so, als ob eine Selektion gegen Gameten mit 22, XX bestünde. In der Tat hatten 9 Triplo-X-Frauen insgesamt 29 Kinder. Von 4 männlichen und 2 weiblichen Kindern von XXX-Frauen war der Karyotyp bekannt: nur ein Knabe hatte ein Klinefelter-Syndrom (XXX). 9 weitere männliche und 4 weibliche Kinder von Triplo-X-Müttern zeigten normales Chromatin. Eine Triplo-X-Patientin hatte 10 Kinder, wovon 8 fertile Söhne (BAIKIE et al., 1966). Also handelte es sich sicherlich nicht um Klinefelter-Patienten. In einem Falle hatte eine XXX/XX Mosaik-Frau ein Kind mit XXY (ROSENKRANZ, 1965). Insgesamt waren demnach von 29 Kindern von XXX-Frauen nur 2 Männer mit Extra-X (durch sekundäre Non-Disjunktion entstanden) festgestellt worden.

Auch die *Tetrasomie* (48, XXXX; 3 Chromatin-Körperchen) und die *Pentasomie* (49, XXXXX; 4 Chromatin-Körperchen) des X-Chromosoms sind bekannt. Beim Tetra-X-Syndrom verhielten sich die beiden ersten Probandinnen (14 und 33 Jahre alt) bezüglich Geschlechtsorgane und Habitus normal, beide waren schwachsinnig (CARR et al., 1961). Einige Fälle zeigten Ähnlichkeit mit Mongolismus (Hypertelorismus, Epikanthus, breiter Nasenrücken).

Eine Pentasomie wurde bei zwei 2jährigen Mädchen mit geistiger und körperlicher Rückständigkeit beobachtet; es bestand außerdem offener Ductus Botalli.

Man kann erwarten, daß mit wachsender Kasuistik sich charakteristische Syndrome, ähnlich wie bei den XY-Polysomien, werden abgrenzen lassen.

Das 46, XX-Syndrom beim Manne

Hierbei findet sich beim phänotypisch normalen, Testes und Libido aufweisenden, jedoch sterilen Mann die Chromosomenformel XX. Gelegentlich wurde auch eine Klinefelter ähnliches Zustandsbild beschrieben. Als Erklärung kann ein eventuell verstecktes Mosaik angeführt werden, So konnten DE GROUCHY et al. (1963) in einem Falle von Klinefelter mit 46, XX wahrscheinlich machen, daß das Y-Chromosom einen Bruch erlitten hatte, wobei je ein Fragment jeweils auf ein Chromosom der D- und G-Gruppe transloziert wurde.

Polyploidie

Während wir uns bisher entweder mit numerischen oder strukturellen Veränderungen einzelner Chromosomen beschäftigt haben, wenden wir uns nunmehr den beim Menschen selten vorkommenden Polyploidien zu; es handelt sich hierbei um Mutationen, die das Vielfache des haploiden ($n = 23$) Chromosomensatzes betreffen (Triploidie, $3n = 69$; Tetraploidie, $4n = 92$). Allerdings waren die meisten dieser Fälle nur im Mosaikverband lebensfähig.

Böök und SANTESSON (1960, 1962) waren die ersten, die ein solches Triploidie-Mosaik ($2n/3n$) bei einem 2jährigen Knaben beschrieben haben; seither sind mehr als ein Dutzend solcher Fälle beschrieben worden, von denen 6 reine Triploidien darstellten, die jedoch alle nicht lebensfähig gewesen waren (SCHINDLER und MIKAMO, 1970). Ein lebend geborenes, 12 Stunden nach der Geburt gestorbenes Mädchen mit reiner Triploidie (69, XXX) wurde von ZERGOLLERN et al. (1972) beobachtet. Bei den Mosaikformen findet sich meist die Triploidie in den Fibroblastenkulturen der Haut, während die Leukozyten- und Knochenmarkkulturen normale diploide Chromosomenzahlen ($2n = 46$) aufweisen (FERRIER et al., 1964).

Phänotypisch sind die Störungen sehr variabel, gehen aber immer mit einer schweren Oligophrenie einher. Daneben kommen Kleinwuchs, Syndaktylien und andere Extremitätenanomalien, Hemiatrophie des Gesichts und des Körpers, Gaumenspalten, Hypospadie, Kryptorchismus und andere Genitalstörungen vor. An Augenanomalien beobachtet man Hypertelorismus, Kolobome, Mikrophthalmus u. a. (FRANÇOIS et al., 1972). Triploidie stellt etwa 20% aller bei spontanem Abort gefundenen Chromosomenaberrationen dar.

Reine Triploidien entstehen entweder durch gleichzeitige Befruchtung eines Eies durch zwei Spermatozoen oder umgekehrt durch Befruchtung zweier Eier, oder eines Eies sowie des Polarkörperchens durch ein Spermatozoon. In der Tat sind Triploidien mit drei verschiedenen Chromosomen-Formeln beschrieben worden (69, XXX; 69, XXY; 69, XYY).

Testiculäre Feminisierung bei 46, XY-Karyotypus

Diese Patientinnen wirken phänotypisch, was Körperbau, Brustentwicklung, äußere Genitalmerkmale, Stimme und Psyche anbetrifft, durchaus weiblich, und zeichnen sich öfters sogar durch besondere Schönheit aus. Auffällig bei ihnen sind jedoch die regelmäßig vorhandene primäre Amenorrhöe und Sterilität, sowie das häufige Fehlen der Pubes- und Axillarbehaarung („hairless women", MORRIS, 1953).

Ein wichtiger Hinweis, besonders im Kindesalter, für testiculäre Feminisierung stellen jedoch die gelegentlichen „Inguinalhernien" dar, die durch die Anwesenheit von unreifen, den retinierten Hoden bei Kryptorchismus gleichenden Gonaden hervorgerufen werden. Gynäkologisch lassen sich meist eine kurze, blind endigende Vagina sowie Fehlen des Uterus, oft auch der Adnexe, feststellen. Die Oestrogenausscheidung ist im unteren Bereich der Norm.

Eine diagnostische Klärung erbringt, auch ohne Gonadenbiopsie, der Nachweis eines XY-Karyotypus.

Daß die weiblich gerichtete Pubertätsentwicklung durch die Anwesenheit von Hoden bewirkt wird, geht besonders aus dem Auftreten von Kastrationserscheinungen bei Exstirpation der Gonaden hervor: Wallungen, Rückbildung der Brüste, Atrophie der Vaginalschleimhaut, Rückgang der Oestrogenausscheidung.

Pathogenetisch läßt sich der bizarre Kontrast zwischen weiblichem Phänotypus und Vorhandensein von Testes auf ein Nichtansprechen der Endorgane (Genitalregion, Haarfollikel der Sekundärbehaarung) auf die Hodenandrogene erklären. Nach neueren Untersuchungen am Tiermodell (von testiculärer Feminisation befallene Maus) scheinen weder die enzymatische Umwandlung des Testosterons in Dihydrotestosteron, noch die Bindung von Dihydrotestosteron an seinen cytoplasmatischen Rezeptor bei dieser Affektion beeinträchtigt zu sein. Die Störung scheint vielmehr in der Unfähigkeit zu bestehen, den Dihydrotestosteron-Rezeptor-Komplex vom Cytoplasma zum Kern, wo der biologische Sitz für die Aktion des männlichen Hormons vermutet wird, zu transferieren (Goldstein und Wilson, 1974).

Die Affektion ist relativ selten; sie wird auf 1 : 62.000 geschätzt (Jaqiello und Atwell, 1962).

Genetik. — Die Androgen- oder Testosteron-Resistenz ist hereditär und scheint am ehesten einem geschlechtsgebundenrezessiven Erbgang zu folgen. In der Tat wird die Anomalie immer durch gesunde Frauen übertragen und befällt immer genetisch männliche Individuen. Durchschnittlich die Hälfte der Kinder einer normalen, aber heterozygoten Frau erhalten das Gen. Von den XX-Töchtern einer solchen Überträgerin ist die Hälfte wieder heterozygot für dieses Gen. Von den XY-Kindern ist die Hälfte wieder phänotypisch weiblich, chromosomal aber männlich.

Die Möglichkeit eines autosomal-dominanten Leidens mit Geschlechtsbegrenzung konnte aber bis jetzt formell nicht ausgeschlossen werden. Danach würde das Gen beim männlichen Geschlecht infolge fehlerhafter Genital-Differenzierung zu Sterilität führen, während es bei heterozygoten Frauen nur zu spärlicher Sekundärbehaarung, aber normaler Fruchtbarkeit führen würde. Leider haben Linkage-Studien mit anderen X-gekoppelten Chromosomenmarkierungs-Merkmalen (Farbensinnstörungen, Glukose-6-Phosphat-Dehydrogenase-Mangel, Xg-Blutgruppe) bisher noch keine Entscheidung gebracht.

Dagegen haben Lyon und Hawkes (1970) bei der Maus eine Anomalie entdeckt, die der testiculären Feminisierung gleicht und sich geschlechtsgebunden vererbt. Damit wäre ein wichtiger Hinweis für die Vererbung auch beim Menschen gegeben.

Ein weiteres Indiz für geschlechtsgebundene Vererbung ist in der Tatsache gelegen, daß die mangelhaften sekundären Geschlechtsmerkmale bei den Konduktorinnen gelegentlich *asymmetrisch* angelegt sind. So berichten Gayral et al. (1960) von einer gesicherten Überträgerin (Schwester, Mutter und Großmutter

von Befallenen), die eine Asymmetrie der sekundären Sexualmerkmale aufwies:
so war die rechte Brust kleiner als die linke, ferner fehlten auf der rechten Seite
die Pubes-Haare. BURGERMEISTER (1957) fand in einer Familie mit 6 Befallenen
in zwei Generationen eine 34jährige, unverheiratete, normale Schwester (III/10,
Abb. 18), die bloß eine *einseitige* Achselbehaarung aufwies. Wir haben diese
Frau, die normal gewachsen (1,70 m) und von kräftiger Konstitution war, an-
läßlich einer genetischen Beratung im Jahre 1960 nachuntersuchen können. Sie

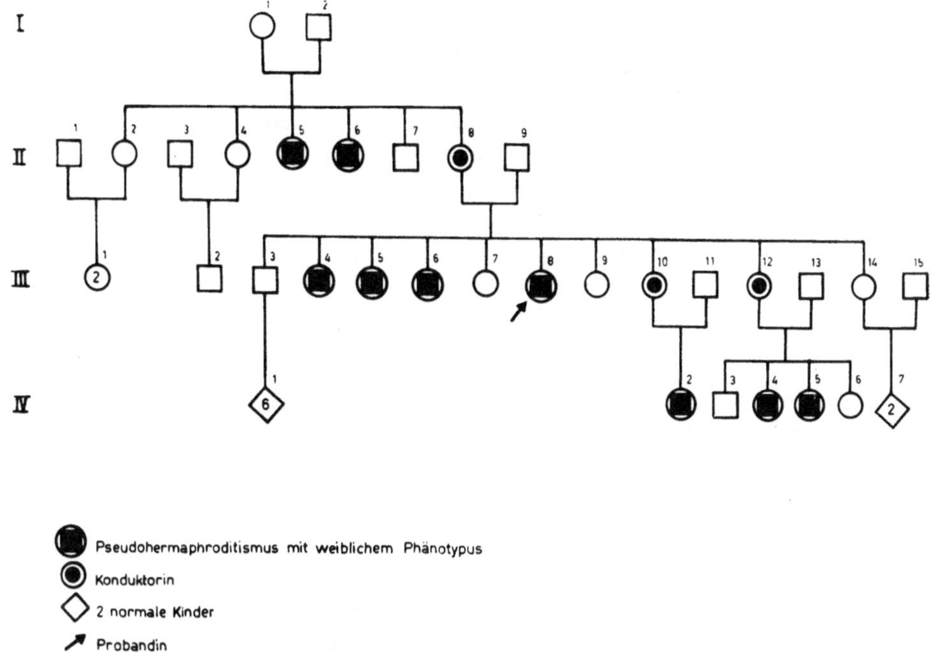

Abb. 18. Stammbaum einer Familie mit testiculärer Feminisierung.
(Nach J. J. BURGERMEISTER, 1953; erweitert von D. KLEIN, 1973)

hatte sich inzwischen verheiratet und hatte ein 3jähriges Töchterchen (IV/2), bei
dem man in beiden Leistengegenden kirschgroße Vorwölbungen fühlen konnte.
Die Diagnose einer testiculären Feminisierung konnte auch durch das negative
Resultat der Chromatin-Untersuchung bestätigt werden. Die Mutter (III/10) wies
in der Tat nur auf der *rechten Seite* eine Achselbehaarung auf, nicht dagegen auf
der linken Seite. Die Schambehaarung war normal. Eine weitere Schwester (III/12)
hat inzwischen gleichfalls zwei Kinder mit nachgewiesener testiculärer Feminisierung (IV/4 und 5) geboren.

Diese beiden unseres Wissens einzig bekannten Beispiele einer unilateralen
Verteilung der sekundären Geschlechtsmerkmale sind mit der Mary-Lyon-Theorie
gut vereinbar, wonach bei heterozygoten Trägerinnen eines X-chromosomalen

Gens gelegentlich eine *intermediäre Reaktion* zwischen Normalität und hemizygoter Wirkung des Gens, in diesem Falle testiculäre Feminisierung, zu erwarten ist. Dieser mosaikartige „Lyon-Effekt" des X-Chromosoms wäre so zu erklären, daß in einem Teil der Körperzellen nur das normale Gen, in einem anderen Teil jedoch das pathologische Gen aktiv ist.

Endlich sei darauf hingewiesen, daß German und Vesell (1966) ein 12-jähriges eineiiges Zwillingspaar beschrieben haben, das sowohl bezüglich testiculärer Feminisierung, als auch Klinefelter-Syndrom (XXY) konkordant war. Es ist dabei von Interesse, festzustellen, daß im Wettbewerb zwischen diesen beiden anomalen Genen, jenes für testiculäre Feminisierung verantwortliche die Oberhand behielt, indem die Kinder sowohl inguinal gelegene Hoden mit Fehlen von Uterus und Adnexen, als auch einen weiblichen Phänotypus aufwiesen.

Was die genetische Beratung in solchen Fällen anbetrifft, so hat sie natürlich immer auf der Basis der Untersuchung der gesamten Familie zu erfolgen. Im Gespräch mit den Eltern (und später mit den Befallenen selbst) darf der Arzt natürlich nur auf die mangelhafte Entwicklung der Keimdrüsen hinweisen, die eine absolute Sterilität bedingt; er darf jedoch unter keinen Umständen den wahren Sachverhalt darlegen.

Familiäre Tendenz zur Non-Disjunction

Gleichzeitiges Vorkommen zweier verschiedener Chromosomenanomalien, sei es beim gleichen Individuum (z. B. Trisomie 21 + Trisomie XXY), oder innerhalb der gleichen Familie, scheint häufiger zu sein, als es ihrer zufälligen Kombinationswahrscheinlichkeit entspricht. So sind beschrieben worden Koexistenz in der gleichen Familie von Trisomie 21 und Klinefelter-Syndrom; und Turner-Syndrom; und XXXXY-Konstitution; und Triplo-X; und Trisomie 18;

ferner Turner-Syndrom und Klinefelter-Syndrom; und Trisomie 13;

Triplo-X und Trisomie 18; usw. (Lit. siehe François et al., 1972, S. 124).

Als Erklärung könnte in einzelnen Fällen das erhöhte Alter der Mutter angeführt werden, das zu intrafamiliärer Non-Disjunction prädisponiert. Nehmen wir beispielsweise eine Manifestationswahrscheinlichkeit von 1/100 für eine derartige Mutter an, so ergibt sich für das kombinierte Vorkommen eine Wahrscheinlichkeit von 1/10.000, was den Tatsachen entsprechen könnte (Abb. 1—4; Klein, Tajmirova et al., 1968).

Für eine intrafamiliäre Häufung chromosomaler Anomalien könnte in bestimmt gelegenen Fällen ein *interchromosomaler Effekt* angenommen werden, in dem Sinne, daß eine elterliche balanzierte Translokation in der Deszendenz nicht nur zu ihrer Manifestation in unbalanziertem Zustand führen, sondern auch eine Aberration eines anderen Chromosoms bedingen könnte. So handelte es sich im Falle Ferrier et al. (1967 a und b) um ein gonosomales Mosaik (XO/XY/XYY) bei einem Kinde mit Pseudohermaphroditismus masculinus, während eine Schwester und der Vater des Probanden eine balanzierte D-Translokation aufwiesen.

Genetische Affektionen mit Tendenz zu Chromosomenbrüchen

Drei ziemlich seltene, dem autosomal-rezessiven Erbgang folgende Affektionen zeichnen sich neben einer Neigung zu Tumoren und Leukämie durch eine ungewöhnliche Häufung von Chromosomenbrüchen aus: 1. Die Fanconische Anämie (Panzytopenie); 2. das Bloom-Syndrom; 3. das Louis-Bar-Syndrom (Ataxie-Teleangiekstasie).

1. Die Fanconische Anämie ist klinisch neben einer Knochenmarkshypoplasie durch braune Pigmentation der Haut, Mißbildungen des Herzens und der Nieren, und Skelettanomalien (besonders des Radius und des Daumens) gekennzeichnet.

2. Das Bloom-Syndrom manifestiert sich in Form von Zwergwuchs mit „Vogelprofil", Photosensibilität der Haut, und Teleangiekstasien, besonders des Gesichts (in Schmetterlingverteilung). Die Immunglobuline (besonders IgA) sind erniedrigt.

3. Die Symptomatologie des Louis-Bar-Syndroms besteht in progressiver cerebellärer Ataxie, multiplen Teleangiekstasien, speziell der bulbären Konjunctiva, des Gesichts und der Ohren, und Neigung zu Infektionen der oberen Luftwege infolge Störung des Immunmechanismus (Schwund der Tonsillen, Lymphknoten, Thymus). Der Tod tritt meist im dritten Lebensjahrzehnt ein.

Literatur

ANDERS, C., A. PRADER, E. HAUSCHTECK, K. SCHÄRER, R. E. SIEBENMANN und R. HELLER: Multiples Sex-chromatin und komplexes chromosomales Mosaik bei einem Knaben mit Idiotie und multiplen Mißbildungen. Helv. Paediat. Acta, 15, 515—532 (1960).

BETTECKEN, F., H. REINWEIN, W. KÜNZER, U. WOLF und H. BAITSCH: Klinische und genetische Untersuchungen an einem Patienten mit Cri-du-chat-Syndrom. Deutsch. med. Wschr., 90, 2008—2013 (1965).

BÖÖK, J. A., and B. SANTESSON: Malformation syndrome in man associated with triploidy (69 chromosomes). Lancet 1960/I, 858—859.

— J. G. MASTERSON, and B. SANTESSON: Malformation syndrome associated with triploidy — further chromosome studies of the patient and his family. Acta Genet. Stat. Med., 12, 193—201 (1962).

BOUÉ, J. G., A. BOUÉ, et P. LAZAR: Les aberrations chromosomiques dans les avortements. Ann. Génét., Semaine Hôp., 10, 179—187 (1967).

BRUCHOVSKY, N., and J. D. WILSON: The conversion of testosterone to 5α — androstane — 17β — ol — 3 — one by rat prostate in vivo and in vitro. J. Biol. Chem., 243, 2012—2021 (1968).

BÜHLER, E. M., K. MÉHES, H. MÜLLER, and G. R. STALDER: Cat-eye syndrome, a partial trisomy 22. Humangenetik, 15, 150—162 (1972).

BURGERMEISTER, J. J.: Contribution à l'étude d'un type familial d'intersexualité. J. Géné. hum., 2, 51—82 (1953).

CARR, D. H.: Chromosome anomalies as a cause of spontaneous abortion. Amer. J. Obstet. Gynecol., 97, 283—293 (1967).

— Chromosomal abnormalities in clinical medicine. Progr. Med. Genet., 6, 1—61 (1969). A. G. STEINBERG, and A. G. BEARN Eds. New York: Grune & Stratton.

— Chromosome abnormalities and spontaneous abortion. In: Human Population Cytogenetics, p. 103—118. (Hrsg. P. A. JACOBS, W. H. PRICE, and P. LAW), Edinburg: Univ. Press, 1970.

Carr, D. H., M. L. Barr, and E. R. Plunkett: An XXXX sex chromosome complex in two mentally defective females. Canad. Med. Ass. J., **84**, 131—137 (1961).

Chemke, J., R. Carmichael, J. M. Stewart, R. M. Geer, and A. Robinson: Familial XY gonadal dysgenesis. J. med. Genet., **7**, 105—111 (1970).

Clarke, C. M., J. H. Edwards, and V. Smallpiece: 21-trisomy/normal mosaicism in an intelligent child with some mongoloid characters. Lancet, **1961**, 1028.

Close, H. G., A. S. R. Goonetilleke, P. A. Jacobs, and W. H. Price: The incidence of sex chromosomal abnormalities in mentally subnormal males. Cytogenetics (Basel), **7**, 277—285 (1968).

Collmann, R. D., and A. Stoller: A survey of mongoloid births in Victoria, Australia, 1942—1957. Amer. J. Publ. Hlth, **52**, 813—829 (1962).

Conen, P. E., and B. Erkman: Frequency and occurrence of chromosomal syndromes: II. E- trisomy. Amer. J. hum. Genet., **18**, 387—398 (1966).

Court Brown, W. M.: Males with an XYY sex chromosome constitution. J. med. Genet., **5**, 341—359 (1968).

— and P. G. Smith: Human population cytogenetics. Brit. med. Bull., **25**, 74—80 (1969).

Ferguson-Smith, M. A.: Karyotype-phenotype correlations in gonadal dysgenesis and their bearing in the pathogenesis of malformations. J. med. Genet., **2**, 142—155 (1965).

— X-Y chromosomal interchange in the etiology of true hermaphroditism and of XX Klinefelter's syndrome. Lancet, **1966/II**, 475.

Ferrier, P. E., F. Bamatter, and D. Klein: Muscular dystrophy (Duchenne) in a girl with Turner's syndrome. J. med. Genetics (London), **2**, 39—46 (1965).

— S. Ferrier, K. O. Schärer, N. Genton, Ch. Hedinger, and D. Klein: Disturbed gonadal differentiation in a child with XO/XY/XYY mosaicism: relationship with gonadoblastoma. Helv. Paediat. Acta, **22**, 479—490 (1967 a).

— — — — — — Multiple chromosome aberrations: XO/XY/XYY mosaicism and a translocation in the same family. Helv. Paediat. Acta, **22**, 516—528 (1967 b).

— — G. Stalder, E. Bühler, F. Bamatter, and D. Klein: Congenital asymmetry associated with diploid/triploid mosaicism and large satellites. Lancet, **1964/I**, 80—82.

Ferrier, S. et M. Freund: A propos d'un cas de délétion du bras long du chromosome B 4. Arch. f. Genetik (Zürich), **47**, 16—26 (1974).

Ford, E. H. R.: Human chromosomes. London: Acad. Press, 1973.

Francois, J., R. Berger, et H. Saraux: Les aberrations chromosomiques en ophtalmologie. Paris: Masson 1972.

Gartler, S. M., C. Vullo, and E. Gandini: Glucose-6-phosphate dehydrogenase deficiency in an XO individual. Cytogenetics (Basel), **1**, 1—4 (1962).

Gayral, L., M. Barraud, J. Carrie, et L. Candebat: Pseudohermaphrodisme à type de „testicule féminisant": 11 cas. Etude hormonale et étude psychologique. Toulouse méd., **61**, 637—647 (1960).

Geiser, C. F., and A. M. Schindler: Long survival in a male with 18-trisomy syndrome and Wilm's tumor. Pediatrics, **44**, 111—116 (1969).

German, J., and M. Vesell: Testicular feminization in monozygotic twins with 47 chromosomes (XXY). Ann. Génét., **9**, 5—8 (1966).

Gianelli, F.: Autoradiographic identification of the D (13—15) chromosome responsible for Dl-trisomic Patau's syndrome. Nature, **208**, 669—672 (1965).

Grouchy, J. de. N. Josso, M. Lamy, J. Frézal, C. Nezelof, et G. Feintuch: Syndrome de

Klinefelter chez un nourrisson hypospade. Caryotype à 46 chromosomes. Ann. Pédiatr., **39**, 173—177 (1963).

GROUCHY, J. DE, M. LAMY, S. THIEFFRY, M. ARTHOIS, et C. SALMON: Dysmorphie complexe avec oligophrédie: délétion des bras courts d'un chromosome 18. C. R. Acad. Sci. (Paris), **256**, 1028—1029 (1963).

— P. ROYER, CH. SALMON, M. LAMY: Délétion partielle des bras longs du chromosome. 18. Path. Biol., **12**, 579—582 (1964).

HIRSCHHORN, K., H. L. COOPER, and I. L. FIRSCHEIN: Deletion of short arms of chromosome 4—5 in a child with defects of midline fusion. Humangenetik, **1**, 479—482 (1965).

HOOK, E. B., R. LEHRKE, A. ROESNER, and J. J. YUNIS: Trisomy -18 in a 15-year-old female. Lancet, **1965/II**, 910—911.

HSU, L. Y. F., M. GERTNER, E. LEITER, and K. HIRSCHHORN: Paternal trisomy 21 mosaicism and Down's syndrome. Amer. J. hum. Genet., **23**, 592—601 (1971).

JACOBS, P. A., A. G. BAIKIE, W. M. COURT BROWN, D. N. MACGREGOR, M. MACLEAN, and D. G. HARNDEN: Evidence for the existence of the human „super-female". Lancet, **1959/II**, 423—425.

— M. BRUNTON, M. M. MELVILLE, R. P. BRITTAIN, and W. F. McCLEMONT:Aggresive behaviour, mental subnormality and the XYY male. Nature (London), **208**, 1351—1352 (1965).

— and J. A. STRONG: A case of human intersexuality having a possible XXY sex-determining mechanism. Nature, **183**, 302—303 (1959).

JAGIELLO, G., and J. D. ATWELL: Prevalence of testicular feminisation. Lancet, **1962/I**, 329.

KLEIN, D., O. TAJMIROVA, J. LAUT, et E. McGILVRAY: Concomitance dans une famille d'un mongolisme en mosaïque (trisomie 21) chez le frère et d'un syndrome triplo-X (XXX) chez la soeur. Arch. Klaus-Stift. Vererb.-Forsch., **44**, 68—78 (1969).

KLINEFELTER, H. F., E. C. REIFENSTEIN, and F. ALBRIGHT: Syndrome characterized by gynecomastia, aspermatogenesis without A-Leydigism, and increased excretion of follicle-stimulating hormone. J. clin. Endocrinol., **2**, 615—627 (1942).

KOCH, G.: Chromosomal-genetische Ursachen der Oligophrenie. Therapiewoche, **21**, 2039 (1971).

LEJEUNE, J., M. GAUTIER et R. TURPIN: Etude des chromosomes somatiques de neuf enfants mongoliens. C. R. Acad. Sci. (Paris), **248**, 1721—1722.

— J. LAFOURCADE, R. BERGER, J. VIALATTE, M. BOESWILLWALD, P. SERINGE, et R. TURPIN: Trois cas de délétion partielle du bras court d'un chromosome 5. C. R. Acad. Sci. (Paris), **257**, 3098—3102 (1963).

— — M. GAUTIER, J. DE GROUCHY, R. BERGER, C. SALMON, et R. TURPIN: Délétion partielle du bras court du chromosome 5: individualisation d'un nouvel état morbide. Sem. Hôp. Paris, **40**, 1069—1079 (1964).

LEVITAN, M., and A. MONTAGU: Textbook of human genetics. New York—London—Toronto: Oxford Univ. Press, 1971.

LITTLEFIELD, L. G., K. GOH, M. B. KLEPPER, and E. E. JOINER: Chromosome breakages in women taking oral contraceptives: a two-year study. 4th Internat. Congr. Hum. Genetics (Paris, 6—11. 9. 1971). Excerpta Med., Internat. Congr. Ser. No 233, p. 113.

LYON, M. F., and S. C. HAWKES: X-linked gene for testicular feminization in the mouse. Nature (London), **227**, 1217—1219 (1970).

MACLEAN, N., D. G. HARNDEN, J. BOND, W. M. COURT BROWN, and D. J. MANTLE: Sex-chromosome abnormalities in newborn babies. Lancet, **1964/I**, 286—290.

MARDEN, P. M., and J. J. YUNIS: Trisomy D1 in a 10-year-old girl. Amer. J. Dis. Child., **114**, 662—664 (1967).

MÉHES, K.: Paternal trisomy 21 mosaicism and Down's anomaly. Humangenetik, **17**, 297—300 (1973).

MORRIS, J. McL.: The syndrome of testicular feminization in male pseudohermaphrodites. Amer. J. Obstet. Gynecol., **65**, 1192—1211 (1953).

NOWELL, P. C.: Phytohaemagglutinin: an initiator of mitosis in cultures of normal leukocytes. Cancer Res., **20**, 462—466 (1960).

OCKEY, C. H., G. V. FELDMAN, M. E. MACAULAY, and M. J. DELANEY: A large deletion of the long arm of chromosome No. 4 in a child with limb abnormalities. Arch. Disease Chidhood, **42**, 428—434 (1967).

ORYE, E., M. J. DELBEKE, and B. VANDENABEELE: Retinoblastoma and D-chromosome deletions. Lancet, **1971/II**, 1376.

PAINTER, T. S.: The Y chromosome in mammals. Science, **53**, 503, 1921.

— Studies in mammalian spermatogenesis. II. The spermatogenesis of man. J. Exp. Zool., **37**, 291 (1923).

PENROSE, L. S., and G. F. SMITH: Down's anomaly. London: J. & A. Churchill Ltd, 1966.

POLANI, P. E.: Chromosome anomalies and abortions. Devel. Med. Child Neurol., **8**, 67—70 (1966).

— Autosomal imbalance and its syndromes, excluding Down's. Brit. med. Bull., **25**, 81—93 (1969).

— The incidence of chromosomal malformations. Proc. Roy. Soc. Med., **63**, 50—52 (1970).

— W. F. HUNTER, and B. LENNOX: Chromosomal sex in Turner's syndrome with coarctation of the aorta. Lancet, **1954/II**, 120.

— M. H. LESSOF, and P. M. F. BISHOP: Colour-blindness in „ovarian agenesis". Lancet, **1956/II**, 118—120.

PRICE, J.: In: Selected topics in medical genetics (Ed. C. A. CLARKE), pp. 233—234. London: Oxford Univ. Press, 1969.

RATCLIFFE, S., A. L. STEWART, M. M. MELVILLE, P. A. JACOBS, and A. J. KEAY: Chromosome studies on 3500 newborn male infants. Lancet, **1970/I**, 121—122.

REITALU, J.: Chromosome studies in connection with sex chromosomal deviations in man. Hereditas (Lund), **59**, 1—48 (1968).

ROBINSON, J. A.: Origin of extrachromosome in trisomy 21. Lancet, **1973/I**, 131—133.

ROHDE, R. A., and R. TOMKINS: „Cri du Chat" due to a ring-B (5) chromosome. Lancet, **1965/II**, 1075—1076.

ROSENKRANZ, W.: Familial mosaicism attributable to a new gene. Lancet, **1965/I**, 963—964.

SCHINDLER, ANNE-MARIE, K. MIKAMO: Triploidy in man. Report of a case and a discussion on etiology. Cytogenetics, **9**, 116—130 (1970).

SIGLER, A. T., A. M. LILIENFELD, B. H. COHEN, and J. E. WESTLAKE: Radiation exposure in parents of children with mongolism (Down's syndrome). Bull. Johns Hopkins Hosp., **117**, 374—399 (1965).

STEELE, M. W., W. R. BREG, A. I. EIDELMAN, D. T. LION, and T. A. TERZAKIS: A B-group ring chromosome with mosaicism in a newborn with cri du chat syndrome. Cytogenetics (Basel), **5**, 419—429 (1966).

STEVENSON, A. C., and B. C. C. DAVISON: Genetic counselling. London: W. Heinemann, 1970.

— R. MASON, and K. D. EDWARDS: Maternal diagnostic X-irradiation before conception and the frequency of mongolism in children subsequently born. Lancet, **1970/II**, 1335—1337.

STOLLER, A., and R. D. COLLMANN: Incidence of infective hepatitis followed by Down's syndrome nine months later. Lancet, **1965/II**, 1221—1223.

STOLLER, A., and R. D. COLLMANN: Virus aetiology for Down's syndrome (mongolism). Nature (London), **208**, 903 (1965 b).

TAYLOR, A. I.: Autosomal trisomy syndromes: a detailed study of 27 cases of Edwards' syndrome and 27 cases of Patau's syndrome. J. med. Genet., **5**, 227—252 (1968).

TIMSON, J., R. HARRIS, R. L. GADD, M. E. FERGUSON-SMITH, and M. A. FERGUSON-SMITH: Down's syndrome due to maternal mosaicism, and the value of antenatal diagnosis. Lancet, **1971/I**, 549—550.

TJIO, J. H., and A. LEVAN: The chromosome number of man. Hereditas (Lund), **42**, 1—6 (1956).

UCHIDA, I. A., R. HOLUNGA, and C. LAWLER: Maternal radiation and chromosomal aberrations. Lancet, **1968/II**, 1045—1049.

VAN DE VELDE-STAQUET, M. F., R. BREYNART, R. WALBAUM, P. SAINT-AUBERT, J. P. FARRIAUX, et G. FONTAINE: La descendance des mères trisomiques 21. A propos d'une observation. J. Génét, hum., **21**, 187—206 (1973).

VOGEL, F.: Spontaneous mutation in man. In: Chemical mutagenesis in mammals and man. (Edst. F. VOGEL and G. RÖHRBORN), Berlin—Heidelberg—New York: Springer-Verlag, 1970, p. 16—68.

WARKANY, J.: Congenital malformations. p. 1131—1134. Year Book Medical Publ., Chicago, 1971.

WILSON, M. G., J. W. TOWNER, and A. FUJIMOTO: Retinoblastoma and D-chromosome deletions. Amer. J. hum. Genet., **25**, 57—61 (1973).

WOLF, U., R. PORSCH, H. BAITSCH, and H. REINWEIN: Deletion on short arms of a B-chromosome without „cri du chat" syndrome. Lancet, **1965/I**, 769.

— H. REINWEIN, R. PORSCH, R. SCHRÖTER, und H. BAITSCH: Defizienz an den kurzen Armen eines Chromosoms Nr. 4. Humangenetik, **1**, 397—413 (1965).

YUNIS, J. J., E. B. HOOK, and M. MAYER: Deoxyribose-nucleic-acid replication pattern of trisomy 18. Lancet, **1964/II**, 286—287.

— — — Deoxyribonucleic-acid replication pattern of trisomy D1. Lancet, **1964/II**, 935—937.

ZERGOLLERN, Lj., A. DRAŽANCIĆ, I. DAMJANOV, V. HITREC, and V. GOREČAN: A liveborn infant with triploidy (69, XXX). Z. Kinderheilk., **112**, 293—300 (1972).

Addendum. GOLDSTEIN, J. L., and J. D. WILSON: Hereditary discorders of sexual development in man. In: Birth Defects. (Proceedings 4th internat. Conf., Wien, 1973.) A. G. MOTULSKY, and W. LENZ, Eds. S. 165—173. Amsterdam; Excerpta med. 1974.

Anschrift des Verfassers: Prof. Dr. med. D. KLEIN, Institut de Génétique médicale, 8, chemin Thury, CH-1206 Genève, Schweiz.

Zur Klinik der chromosomalen Aberrationen —
Probleme der Semiotik und Nosographie

Von

B. Leiber

Aus dem Zentrum der Medizinischen Informatik, Abteilung für klinische Nosologie und Semiotik, am Fachbereich Humanmedizin der Johann Wolfgang Goethe-Universität Frankfurt am Main, Bundesrepublik Deutschland

(Leiter: Prof. Dr. med. B. LEIBER)

Mit 7 Abbildungen

Zusammenfassung

Trotz intensiver zytogenetischer und klinischer Forschungsarbeit seit über 15 Jahren sind wir auch heute noch weit davon entfernt, etwa bestimmte Gesetzmäßigkeiten zwischen Karyotyp und Phänotyp genauer zu kennen. Sowohl die Zytogenetik wie die Klinik ist dabei, die noch notwendigen methodischen Verbesserungen zu erarbeiten. In den Erfassungsmethoden der Klinik ist derzeit die Schwäche der exakten Befunddokumentation auf diesem Gebiet noch sehr groß. Es fehlen vor allem reproduzierbare, qualitative, besonders aber quantitative Normen und Standards, die die Grundlage jeder brauchbaren Nosographie darstellen müssen. Über einige neue Verfahren zur Quantifizierung von bisher kaum beschreibbaren dysplastischen Gesichtsmerkmalen wird kurz berichtet (Bildstatistik). Außerdem werden die Möglichkeiten des in der Klinik üblichen symptomatologischen Bilanzierungsverfahrens auf dem Gebiet der Chromosopathie-Syndrome kritisch betrachtet. Bei dieser Krankheitsgruppe gelangt man zu einer Gesamtsymptomenliste von ca. 250 Positionen in Form von multilokulären Minorstigmata, Dysplasien, Differenzierungsfehlern und gröberen Organmißbildungen. Ein überaus hoher Grad von Symtomenüberlappung von Syndrom zu Syndrom ist kennzeichnend und erschwert die Treffsicherheit der Diagnose. Bei den Trisomie-Syndromen gelingt es jedoch, einen diagnostischen Leitfaden dadurch herauszuarbeiten, daß zwischen einer allgemeinen, alle Trisomien gleichermaßen betreffenden unspezifischen Grundsymptomatik und einer musterbildend wirkenden Zusatzsymptomatik bei jedem einzelnen Syndrom unterschieden wird. Damit wird die vielfältige Gesamtsymptomatik auf das entscheidende reduziert und die Mustererkennung in der Praxis sehr erleichtert. Die relativ syndromspezifische Zusatzsymptomatik für die Trisomie 13—14 (PATAU), 17—18 (EDWARDS) und 21 (DOWN) wird in Übersichtsbildern demonstriert.

Summary

Clinical Aspects of Chromosomal Aberrations — Problems of Semiotics and Nosography

Despite intense clinical and cytogenetic research for more than 15 years we are far from knowing any definite relations between karyotype and phenotype. Both cytogeneticists and clinicians are working on the methodological improvements which are still necessary. In the methods of clinical recording there is still very great weakness of exact documentation of findings. Above all there is a lack of reproducible qualitative, and especially quantitative standards which constitute the basis of any practicable nosography. Some procedures for quantifying dysplastic facial features which have hardly been described so far (graphic statistics) are reported briefly. Also the summation of symptoms, a method currently used in the field of chromosomopathy syndromes, is subject to critical consideration. In this group of diseases a total list of symptoms of about 250 items can be obtained which includes multilocular minor stigmata, dysplasias, errors of differentiation and gross malformations of organs. An extraordinarily high degree of overlapping of symptoms is characteristic of these syndromes and makes accurate diagnosis difficult. However, for the trisomy-syndromes we succeeded in working out a diagnostic guideline by differentiating between an unspecified basic symptomatology concerning all trisomias and a pattern-forming additional symptomatology of each single syndrome. Thereby the diverse total symptomatology is reduced to the crucial and the recognition of patterns in daily practice is facilitated considerably. The comparatively specific additional symptomatologies of trisomy 13—14 (Patau), trisomy 17—18 (Edwards), and trisomy 21 (Down) are demonstrated in graphic views.

Obgleich bereits 1873, also schon vor 100 Jahren, Chromosomen mikroskopisch gesehen wurden (A. Schneider, 1873), hat sowohl die eigentliche Strukturforschung an den Chromosomen des Menschen wie auch die entsprechende klinisch-syndromatologische Nosographie nur eine vergleichsweise kurze, nämlich etwa 18jährige Geschichte: Erst mit den Entdeckungen von Tjio und Levan (1956, Erkennung der richtigen Zahl der menschlichen Chromosomen) und Lejeune, Turpin und Gautier (1959, erstmaliger Nachweis einer Trisomie beim Down-Syndrom) lagen die für beide Forschungszweige notwendigen Voraussetzungen vor.

Wenn man an die hochgespannten Hoffnungen zurückdenkt, die insbesondere der Kliniker damals mit den genannten neuen Entdeckungen verknüpfte, dann kann man heute bei ihm eine gewisse Enttäuschung und Resignation nicht übersehen: Zu viele Erwartungen blieben bis jetzt unerfüllt, so auch z. B. der Traum, etwa durch subtile klinische Symptomenerfassung bei jeden Fall von lokalisierbarer Chromosomenaberration schnell zu einer genaueren Kenntnis über die Verteilung der Gene in den Chromosomen oder gar zu einer vollständigen „Genkarte" des Menschen zu gelangen.

Statt dessen muß man feststellen, daß die Beziehungen zwischen Karyotyp und Phänotyp trotz intensiver zytogenetischer und klinischer Sammelarbeit heute noch fast ebenso ungeklärt sind wie vor etwa 15 Jahren. Zwar haben Humangenetiker und Kliniker inzwischen auf diesem Gebiet ein nun schon fast unüberschaubar gewordenes kasuistisches Material zusammengetragen. Seine Analyse hat aber bisher fast mehr neue Rätsel erzeugt als alte aufgeklärt. Jedenfalls konnten weder in den Zusammenhangsbedingungen zwischen dem pathologischen Chromosomenbefund einerseits und dem klinischen Phänotyp andererseits absolut logische Regeln aufgefunden werden, noch hat sich die Hoffnung erfüllt, etwa schon aufgrund einer subtilen klinischen Befunderhebung eine Chromosomenaberration erkennen zu können. Die Tatsache, daß auf diesem Gebiet Ausnahmen gelegentlich zur Regel und vermeintliche Regeln zur Ausnahme werden können, hat letztlich eine erhebliche Minderung der klinischen Diagnosesicherheit bewirkt. Manche Autoren vertreten nun bereits die Auffassung, daß es eigentlich kein

Tabelle 1. *Möglichkeiten der Zusammenhänge zwischen pathologischem Karyotyp und Phänotyp* (Erklärung s. Text)

	Karyotyp	Phänotyp	Hypothese Erklärung
1.	N ——— N		Norm
2.	N	P	Mosaik, das (noch) unsichtbar ist? Phänokopie ?
3.	P ——— P		"Klassische" Chromosomopathie
4.	P	N	Reziproke Translokation, "ausbalancierter" Genotyp ?
5.	P	P	familiär-individuell unterschiedliche Expressivität ?
6.	P	P	? ?

einziges klinisches Syndrom gäbe, das für eine bestimmte Chromosomenaberration absolut typisch, geschweige denn spezifisch sei. Wenn wir die folgenden exemplarischen Beobachtungen betrachten, dann verstehen wir auch, wie es zu solcher Verunsicherung kommen konnte:

1. Bei zufälliger Entdeckung von bestimmten Chromosomenaberrationen wurde in nicht wenigen Fällen festgestellt, daß die Träger dieser Anomalien phänotypisch völlig normal und gesund waren (Tab. 1 (4)).

2. Umgekehrt wurden aber auch bei nicht wenigen der klinisch für eine Chromosomenaberration sog. typischen Krankheitsbilder völlig normale Chromosomenbefunde erhoben (Tab. 1 (2)).

3. Nicht genug damit, es ist auch dokumentiert, daß bei klinisch weitgehend übereinstimmenden Krankheitsbildern völlig unterschiedliche Chromosomenanomalien vorkommen können (Tab. 1 (6)).

4. Ebenso gibt es gelegentlich auch den Fall, daß klinisch sehr unterschiedlichen Mißbildungssyndromen ganz übereinstimmende Chromosomenabweichungen zugrundeliegen (Tab. 1 (5)).

Die für solche Regelabweichungen bisher herangezogenen Erklärungsmöglichkeiten und Hypothesen, wie Phänokopie, unsichtbare Translokation, Translokationen mit „ausbalanciertem Genotyp" u. a. sind zum Teil wenig befriedigend und hinterlassen bei kritischer Betrachtung zumindest ein gewisses Unbehagen.

Versucht man nun trotz der damit angedeuteten Problematik ein Bild von den Beziehungen zwischen Karyotyp und Phänotyp bei Chromosomenaberrationen zu zeichnen, dann kann unter den gegebenen Umständen gegenwärtig kaum mehr als eine recht unvollkommene Skizze entstehen.

Sicherlich wird die in Weiterentwicklung befindliche zytogenetische und zytochemische Differenzierungstechnik der Chromosomen (z. B. Fluoreszenzmethode) dazu führen, daß sich die einzelnen Chromosomen bald noch besser und sicherer identifizieren lassen. Aber man darf sich nicht nur von der Zytogenetik allein den entscheidenden Fortschritt versprechen. Zumindest ebenso wichtig dürfte die noch zu leistende semiotische Grundlagenarbeit in der Klinik sein, die eine Anhebung des Informationsgehaltes der klinischen Befunde bewirken soll. Wir möchten es hier ganz deutlich aussprechen: Auf diesem Gebiet sind derzeit in der Klinik exakt reproduzierbare, qualitative, besonders aber quantitative Normen und Standards oft noch nicht verfügbar. Ohne ihr Vorhandensein befindet sich aber jede Nosographie noch auf sehr unsicherem Boden. Das Raster der klinischen Befunderhebung und -beschreibung ist gegenwärtig noch grob und weitmaschig. Syndrombeschreibungen verschiedener Untersucher lassen sich daher selten direkt miteinander vergleichen. Kasuistische Berichte, in denen z. B. die Rede ist von „Ohrmuscheltiefstand" oder „-dysplasie", von „Gesichtsdysplasie", von „Mikrostomie", „Mikrogenie", „Hypertelorismus", „Zahnstellungsanomalien", „Genitaldysplasie", von „schildförmigem Thorax", „Sternumdysplasie", „verkürztem Sternum", „überweitem Mamillenabstand", um nur einige Beispiele zu nennen, messen mit gänzlich ungeeichter Elle. Angaben dieser Art lassen der individuellen Interpretation einen viel zu weiten Spielraum. Die Schwächen solcher Erhebungsmethoden sind dem Kliniker bisher meist noch wenig bewußt. Sie werden in dem Augenblick besonders deutlicher, in dem man versucht, Symptomenmuster mit Computerhilfe zu speichern und für Retrievalzwecke aufzubereiten.

Beispielhaft für die angesprochene Situation in der Klinik sind die interessanten Untersuchungen von Thuline und Deeter: Diese Autoren wollten sich über die klinische Relevanz des bis dahin bei Trisomie E für spezifisch geltenden Symptoms „verkürztes Sternum" Klarheit verschaffen. Zunächst mußten sie feststellen, daß die Norm der Sternumlänge in den verschiedenen Lebensaltern und deren statistische Streubreite noch nicht bekannt war. Deshalb mußten sie diese zuerst an einem größeren Kollektiv ermitteln. Danach untersuchten sie 256 geistig behinderte und entwicklungsrückständige Kinder in bezug auf dieses Merkmal. Tatsächlich fanden sich unter ihnen auch 12 Kranke, die — statistisch signifikant — ein erheblich verkürztes Sternum aufwiesen. Chromosomenanalysen bei diesen 12 Kinder ergaben in 7 Fällen normale und in 5 Fällen pathologische Karyotypen. Kein Fall zeigte jedoch die erwartete Abweichung der Chromosomen im Bereich der E-Gruppe, sondern sie fanden sich einmal in der G- und in 2 Fällen in der F- und D-Gruppe. Damit ist also die bisher angenommene Spezifität des Symptoms „verkürztes Sternum" für die E-Trisomie ganz gegenstandslos geworden.

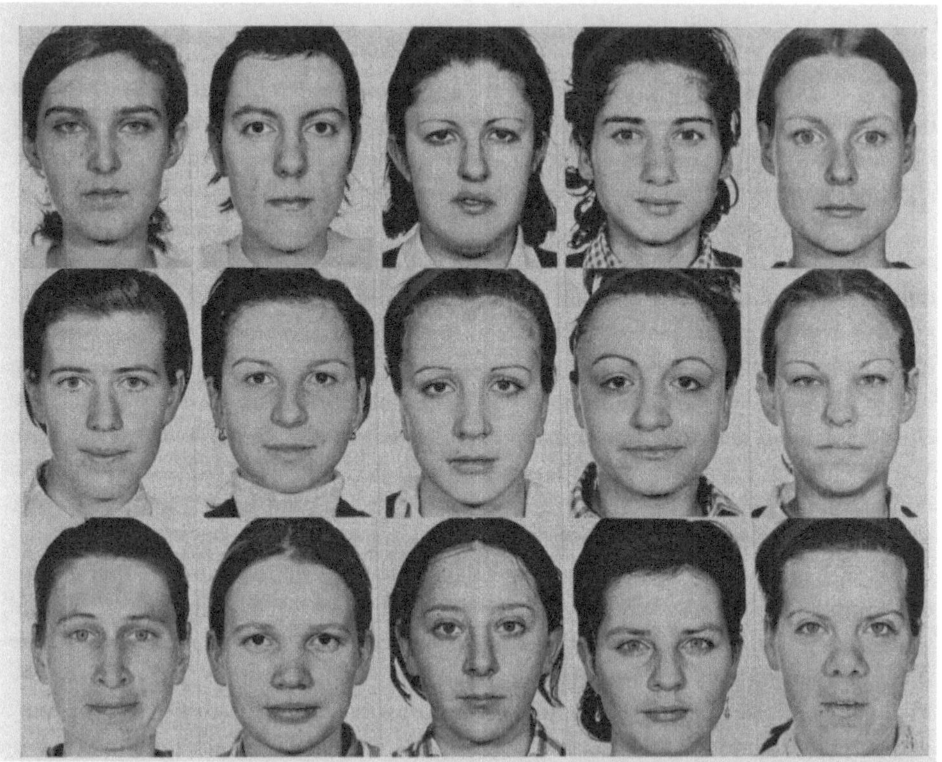

Abb. 1. 15 Detailbilder eines zum Summenbild verarbeiteten Kollektivs (19—22jährige Frauen)

Wenn die Klinik Wert darauf legt, bald zu einer exakteren Semiographie und damit zugleich zu einer besseren Nosologie zu gelangen, dann steht sie vor der schwierigen Aufgabe, z. B. alle die jetzt noch fehlenden Normen zu definieren und Normgrenzenbestimmungen durchzuführen. Daneben muß sie aber auch für zahlreiche sprachlich noch kaum beschreibbare Einzelsymptome und multifaktorielle Merkmalskombinationen neue und universell reproduzierbare Erfassungsmethoden entwickeln.

Wir denken hier z. B. an die gegenwärtig noch mit großen Schwächen behaf-

tete Erfassung der etwa 2.000 Gesamtmerkmale des menschlichen Gesichts und seiner Anomalien bei zahlreichen sog. großen Dysplasie-Syndromen, zu denen auch die Chromosomopathie-Syndrome gehören. In der praktischen Diagnostik kann der Kenner nicht wenige dieser Syndrome mit einer gewissen Sicherheit nach dem anomalen Typ der Gesichtsbildung dadurch identifizieren, daß er den Typ an seiner Ähnlichkeit mit früher beobachteten Analogfällen wiedererkennt. Er spricht dann z. B. von „mongoloider Fazies" oder von „Trisomie-D-Gesicht", kann diese Gesichtstypen aber kaum gesamthaft beschreiben. Der Kliniker ist vorerst nicht imstande, fragliche Grenzfälle mit der notwendigen Sicherheit zu beurteilen, weil bisher weder eine „Norm" noch eine „Normgrenze" der Gesichtsbildung festgelegt zu sein scheint und weil vermeintliche Ähnlichkeiten mangels wirklich sicherer Kriterien trügen können.

Diese Umstände haben uns veranlaßt, mit dem Hilfsmittel der sog. Bildstatistik nach der Norm des Gesichtes, also nach dem „Durchschnittsgesicht", zu suchen. Wie wir heute wissen, ist es zu einem objektiven Vergleich und zu einer systematischen Typenidentifizierung fast unentbehrlich. Seine Kenntnis erlaubt es, künftighin alle anomalen Typen exakt und in jeder Einzelheit zu quantifizieren und dabei auch noch zu erkennen, ob diesen Typen wirklich echte Spezifität zukommt oder nicht.

Ich nehme an, daß Sie dieses neue Verfahren wegen seiner diagnostischen Bedeutung interessiert und möchte deshalb dazu einige erläuternde Worte sagen: Das Bild des „Durchschnittsgesichts" läßt sich durch photographische Summation einer Vielzahl nach Bildwinkel, Bildeinstellung, Größe und Gradation vergleichbarer Einzelbilder von Normalpersonen, die übereinander kopiert werden, erzeugen. Bei solchem Vorgehen verdichten sich die in allen Einzelbildern etwa gleichartig vorhandenen Merkmale an umschriebener Stelle, während sich individuelle Variationen abschwächen oder ganz ausgelöscht werden. Allenfalls Randunschärfen und andere Unschärfebereiche lassen diese im Kollektivbild noch erahnen. Alle Unschärfebereiche sind ein Maßstab für die jeweilige statistische Streubreite der im Kollektiv vorhandenen Merkmale.

Bei der normalen mitteleuropäischen Bevölkerung haben die meisten Merkmale des Gesichts eine relativ geringe Streugröße. Verarbeitet man z. B. die hier gezeigten 15 unselektierten Individualbilder von Schwesternschülerinnen gleichen Alters in der geschilderten Weise (Abb. 1), dann gewinnt man ein Summenbild, das fast schon wie das Bild einer einzigen Person wirkt. Ein Summenbild von 15 anderen Personen eines vergleichbaren Kollektivs ist dem ersten ebenso ähnlich wie die Bilder von Zwillingen untereinander (Abb. 2). Noch geringer ist die Streubreite der Gesichtsmerkmale im Neugeborenenalter. Die Summation der Bilder von je 15 unselektierten Neugeborenen gleichen Geschlechts (Abb. 3) läßt bereits ganz homogene Durchschnittsbilder entstehen. Wesentliche Geschlechtsunterschiede sind in ihnen nicht mehr erkennbar.

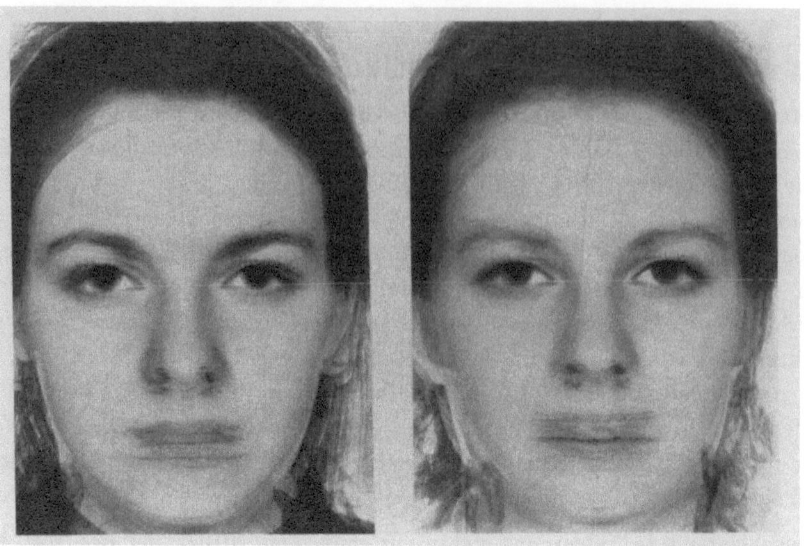

Abb. 2. Aus den Einzelbildern (gemäß Abb. 1) entstehendes „Summenbild" und „Summenbild" aus einem anderen vergleichbaren Kollektiv

Demgegenüber ist für die Gewinnung eines „Durchschnittsohres" die Verarbeitung von mindestens 40 oder mehr Individualbildern notwendig, d. h. die Merkmale der Ohrmuschel haben in bestimmten Bezirken eine weit größere Streubreite (Abb. 4).

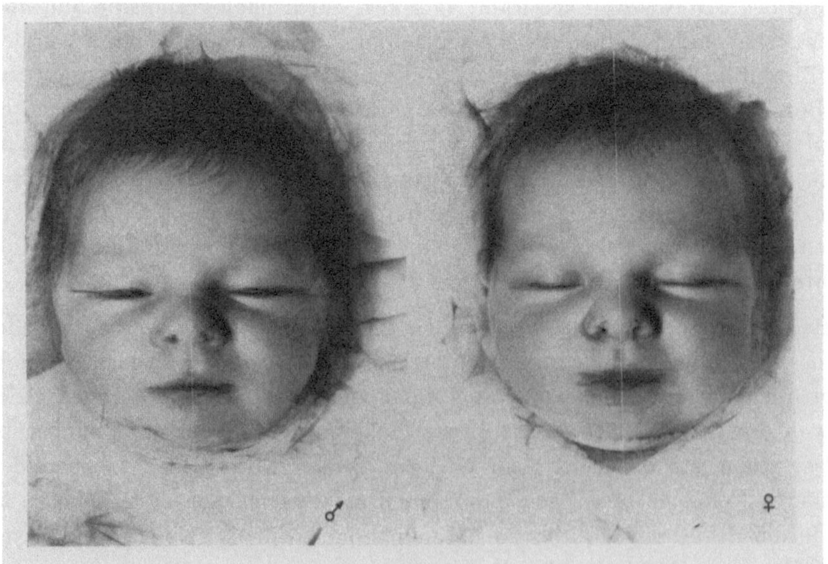

Abb. 3. „Summenbild" aus 15 weibl. Neugeborenen und „Summenbild" aus 15 männl. Neugeborenen

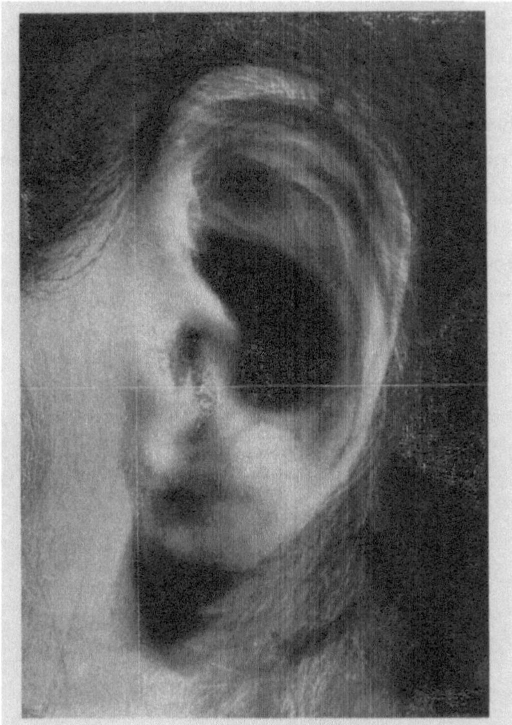

Abb. 4. Bild des „Durchschnittsohres" (Summation aus 40 Einzelbildern)

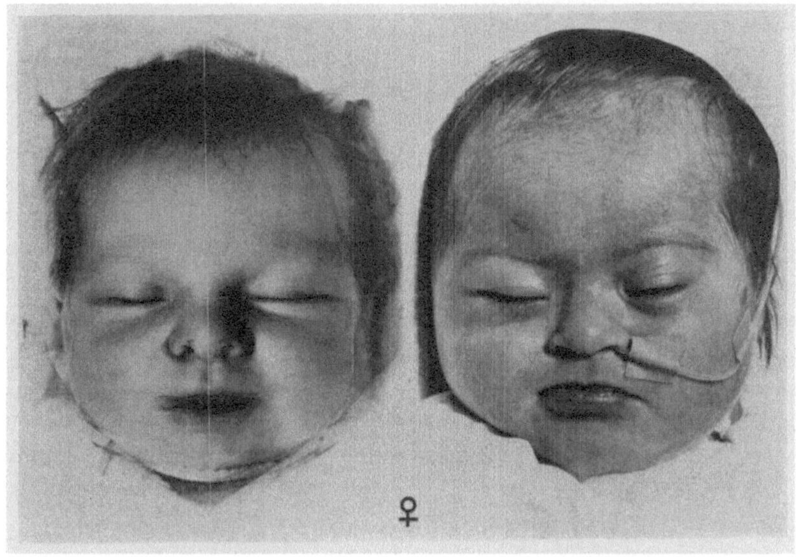

Abb. 5. Mongoloidengesicht neben Durchschnittsgesicht zum besseren Vergleich

Wie man deutlich sehen konnte, erfährt das normale Gesicht durch die Summation von Einzelbildern eine Nivellierung, wird ebenmäßig, absolut symmetrisch und proportionsharmonisch, aber zugleich vielleicht auch ein wenig nichtssagend. Dieses Phänomen bezeichnen wir als „Mona-Lisa-Effekt". Legt man eindeutig dysplastische Gesichtstypen neben oder über solche Normbilder, dann wird ihr Typ nicht nur deutlicher erkennbar, sondern auch in Details direkt meßbar (Abb. 5).

Es ist logisch, daß man mit gleicher Technik dann auch zu einer ganz entgegengesetzten Summationswirkung kommen kann, wenn man die zu verarbeitenden Kollektive nach äußerer Ähnlichkeit (Familie, Krankheitstypen u. s. w.) auswählt. Dann nämlich gelangt man zu einem Summenbild, in dem es zur Betonung,

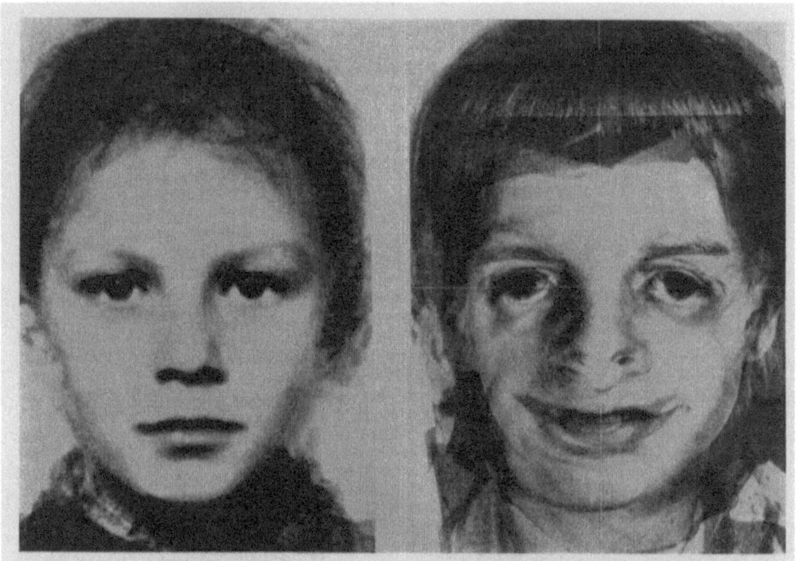

Abb. 6. „Typenbild" des Franceschetti-Syndroms (Summation aus 5 Fällen) im Vergleich mit dem „Normalgesicht" (9jährige Knaben)

Verstärkung und Verdichtung gerade der Auswahlmerkmale kommt. Es entsteht *das* „Typenbild", in dem sich zugleich auch die Merkmale des Normalbildes abschwächen. Verarbeitet man z. B. nur wenige (5) Bilder von Kranken mit einem Franceschetti-Syndrom, dann steht als resultierendes Summenbild *der* „Franceschetti-Typ" vor unserem Auge, beschreibbar, definiert, meßbar und direkt mit der Norm vergleichbar (Abb. 6).

Summiert man 5 Ohrmuschelbilder von Kindern mit Down-Syndrom, so kristallisiert sich *das* „Mongoloidenohr" ohne wesentliche Streuung bereits als eigener Typus heraus. Er läßt sich deutlich qualitativ und quantitativ vom „Durchschnittsohr" unterscheiden (Abb. 7).

Wir haben mit der entsprechenden Verarbeitung von Gesichtsbildern von Kranken mit speziellen Chromosomenaberrationen begonnen, um die Frage zu klären, ob hierbei wirklich eigene spezifische „Typen" vorkommen. Bisher läßt sich diese Frage noch nicht eindeutig beantworten, denn das uns zur Verfügung stehende Bildmaterial ist zahlenmäßig noch zu gering oder qualitativ zur Verarbeitung weniger geeignet. Bis jetzt hat es eher den Anschein, als würden keine spezifischen „Typen", sondern eher „Normalgesichter" bei diesem Verfahren entstehen. Dies gilt überraschenderweise wahrscheinlich auch für die Trisomie 21.

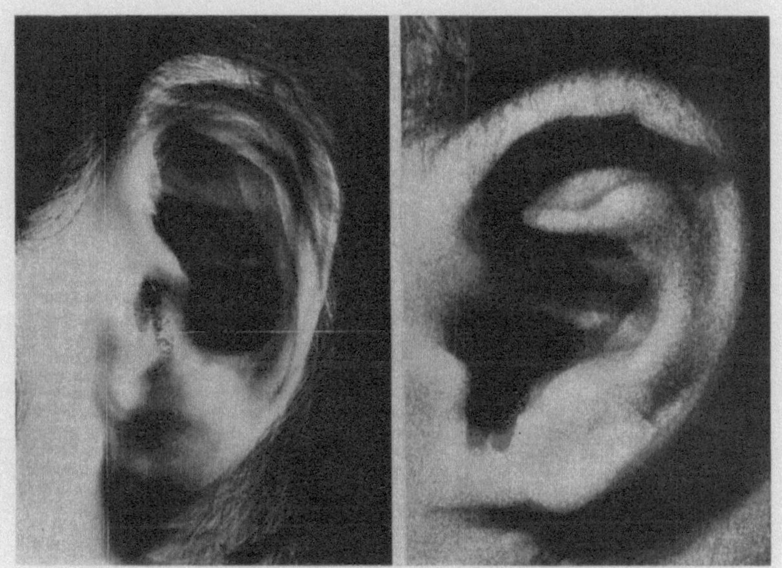

Abb. 7. „Mongoloidenohr" (Summation aus 5 Einzelbildern) (re.) neben „Durchschnittsohr" (li.) zum Vergleich

Wenn sich trotz einer gezielten zuverlässigen Vorselektion der Bilder kein definierbarer und charakteristischer „Typ" bei diesem Verfahren herausbildet, sondern etwa das Normgesicht entsteht, dann ist dies ein recht zuverlässiges Hinweiszeichen dafür, daß Variabilität oder Unspezifität vorherrscht und somit kein eigentlicher spezifischer Typ im verarbeiteten Kollektiv vorhanden ist.

Sie haben sicherlich bereits erkannt, daß mit der Methode der Bildstatistik auch das Problem der Quantifizierung von Ähnlichkeiten erstmals etwas greifbarer zu werden scheint als bisher. Da wir gerade bei Mißbildungs- und Dysplasie-Syndromen vor allem nach „Ähnlichkeit" von Symptomenmustern diagnostisch kategorisieren, gewinnt die Methode auf diesem Gebiet eine grundlegende erkenntnistheoretische Bedeutung. Für die Phänomenologie von Chromosomopathie-Syndromen erwarten wir von ihr in der Klinik Fortschritte von ähnlicher Wertigkeit wie z. B. die Zytogenetik von den neuen histochemischen Chromosomen-identifizierungsverfahren.

Tabelle 2. *Schematische Darstellung des Vorgehens bei der sog. Bilanzmethode zur Ermittlung von syndromspezifischen Symptomen.* Schwarze Felder = obligate Symptome, graue Felder = fakultative Symptome, weiße Felder = fehlende Symptome; die Pfeile zeigen auf diejenigen Symptome, die für ein Syndrom spezifisch sind, weil sie nur bei diesem vorkommen. (Näheres s. Text)

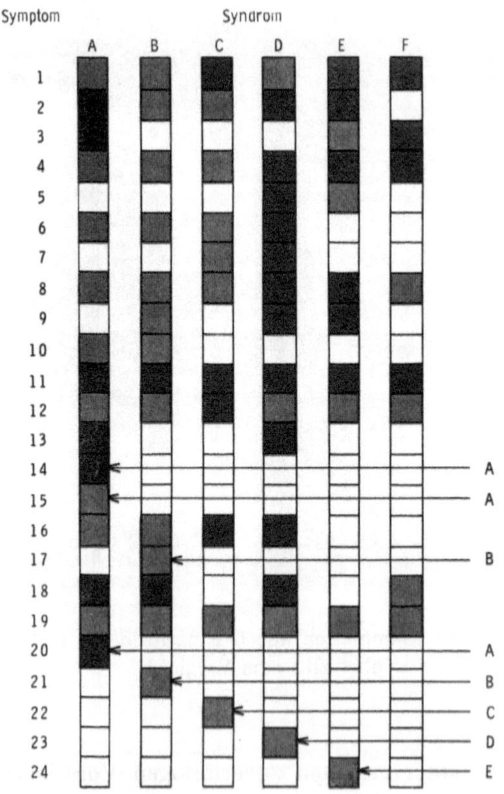

Daneben ist das Verfahren auch geeignet, das bisher in der Nosographie u. a. auch bei den Chromosomopathie-Syndromen geübte symptomatologische Bilanzverfahren zu erweitern und leistungsfähiger zu machen. Bekanntlich versucht man mit diesem bei bestimmten Syndromgruppen eine genaue symptomatologische Bestandsaufnahme dadurch zu erreichen, daß man eine Liste von allen bei ihnen überhaupt vorkommenden Symptomen zusammenstellt und aus ihr abzulesen versucht, welche Symptome bei der gesamten Syndromgruppe gemeinsam und welche Symptome ausschließlich und nur bei einzelnen Syndromen vorkommen. Daraus ergibt sich dann die Feststellung, welche Symptome gänzlich unspezifisch und welche spezifisch für ein bestimmtes Syndrom sind (Tab. 2).

Bilanziert man z. B. die Gruppe der Chromosomopathie-Syndrome in dieser Weise symptomatologisch genau, dann gelangt man zu einer Gesamtsymptomenliste, die ca. 250 Positionen umfaßt. Entsprechend der klinischen Natur dieser

Tabelle 3. *Schematisch-exemplarische Darstellung des Verhältnisses der unspezifischen allgemeinen Grundsymptomatik (links) zur relativ syndromspezifischen Zusatzsymptomatik (rechts) durch Variationen der einzelnen Schlüssel einer Schlüsselreihenanlage.* (Näheres s. Text)

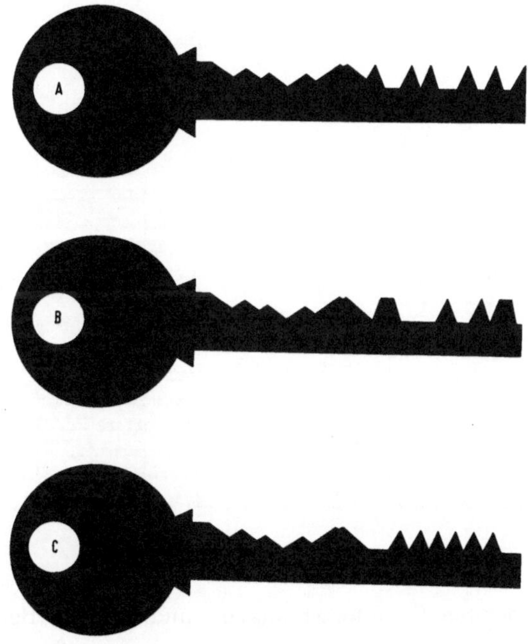

speziellen Syndromgruppe treten bei ihr zahlreiche multilokuläre Minorstigmata, Dysplasien, Differenzierungsfehler und gröbere Organmißbildungen in vielfältigster und bunter Kombination nebeneinander auf. Auf den ersten Blick scheint das Hauptkennzeichen der Situation lediglich ein überaus hoher Grad von Symptomenüberlappung von Syndrom zu Syndrom zu sein. Ganz offensichtlich besteht für alle eine sehr umfangreiche, klinisch meist auch schwerwiegende allgemeine Grundsymptomatik. Erst bei genauerer Analyse zeigt sich, daß fast bei jedem Einzelsyndrom auch noch einige wenige, klinisch allerdings manchmal recht diskrete, jedoch relativ syndromspezifische Zusatzsymptome vorkommen.

Die hierbei vorhandene Situation ist bildhaft mit einer Anzahl von gleichartigen Sicherheitsschlüsseln vergleichbar, die zu einer Schlüsselreihenanlage gehören: Alle einzelnen Schlüssel haben neben einer gemeinsamen Grundform des Schlüsselkörpers und -Bartes (= allgemeine Grundsymptomatik) zusätzlich einige wenige spezifizierend wirkende Zähne (= spezielle Zusatzsymptomatik). Es ist daher folgerichtig, wenn bei klinischem Verdacht auf Chromosomopathie-Syndrome für den diagnostischen Zuordnungsprozeß empfohlen wird, das Hauptaugenmerk viel weniger auf die oft eindrucksvolle Grundsymptomatik, als auf die vergleichsweise klinisch bescheidenere, aber dennoch vielsagendere Zusatzsymptomatik zu richten. Denn nur letztere ist wirklich kennzeichnend für die „spezifische" End-

Tabelle 4. *Allgemeine Grundsymptomatik der Trisomie-Syndrome und ihre Häufigkeit*

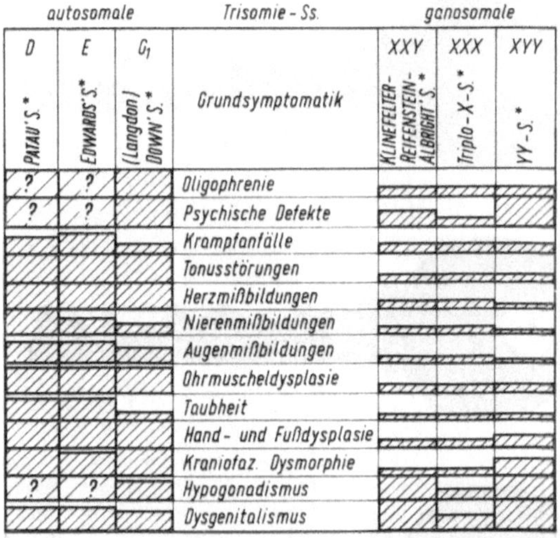

| autosomale | | | Trisomie - Ss. | ganosomale | | |
| D | E | G₁ | | XXY | XXX | XYY |
PATAU'S.*	EDWARDS'S.*	(Langdon) DOWN'S.*	Grundsymptomatik	KLINEFELTER-REIFENSTEIN-ALBRIGHT'S.*	Triplo-X-S.*	YY-S.*
?	?		Oligophrenie			
?	?		Psychische Defekte			
			Krampfanfälle			
			Tonusstörungen			
			Herzmißbildungen			
			Nierenmißbildungen			
			Augenmißbildungen			
			Ohrmuscheldysplasie			
			Taubheit			
			Hand- und Fußdysplasie			
			Kraniofaz. Dysmorphie			
?	?		Hypogonadismus			
			Dysgenitalismus			

ausformung des gesamten Symptomenmusters und, um im Beispiel zu bleiben, für die Entscheidung, ob der „Schlüssel" zur Diagnose paßt oder nicht (Tab. 3).

Um aber in der empfohlenen Weise vorgehen zu können, muß man sowohl die allgemeine Grundsymptomatik aller Chromosomopathie-Syndrome als auch die Individualtypen der Zusatzsymptomatik möglichst genau kennen. Alle hiefür notwendigen Informationen liefert wiederum die geschilderte Bilanzmethode.

Ich setze voraus, daß ich es mir in Ihrem Kreise wohl ersparen darf, über die etwa 100 Einzelsymptome der gemeinsamen Grundsymptomatik der Chromosomopathie-Syndrome hier mehr als das Grundsätzliche anzudeuten, wie es auch im Schema gezeigt wird. Diese Grundsymptomatik besteht u. a. aus Symptomen-Sets in Form von (Tab. 4):

Hirndefekten mit Oligophrenie,

zerebralen Krampfanfällen,

Hyper- oder Hypotonus der Muskulatur,

kombinierten Herzmißbildungen,

Anomalien der Nieren und Harnwege,

Mißbildungen der Augenanlage,

Mißbildungen der Ohranlage, evtl. mit Taubheit,

Hand- und Fußdysplasie,

Kranio-fazialer Dysmorphie,

Hypogonadismus und Genitaldysplasie.

Wenn man die nach der Bilanzmethode festgestellte gemeinsame Grundsymptomatik von der sonstigen, nichtgemeinsamen Symptomatik gewissermaßen subtrahiert, dann bleibt nur die Zusatzsymptomatik der einzelnen Syndrome übrig und wird damit ganz deutlich erkennbar. Es muß allerdings ausdrücklich betont werden, daß nicht deren Einzelbestandteile, sondern nur ihre Gesamtheit in Form von Symptomenmustern eine relativ syndromspezifische Bedeutung hat. Auch muß man beachten, daß die Einzelsymptome nicht immer obligat, sondern oft nur fakultativ auftreten.

Für die 3 häufigsten großen Trisomie-Syndrome, bei denen sich die entsprechenden Verhältnisse bisher am deutlichsten erkennen lassen, findet man nach diesem Verfahren folgende Symptomenmuster, Symptomen-Sets und Einzelsymptome als sog. Zusatzsymptomatik:

1. Muster der Zusatzsymptomatik bei Down-Syndrom (Trisomie 21) (Tab. 5 a):

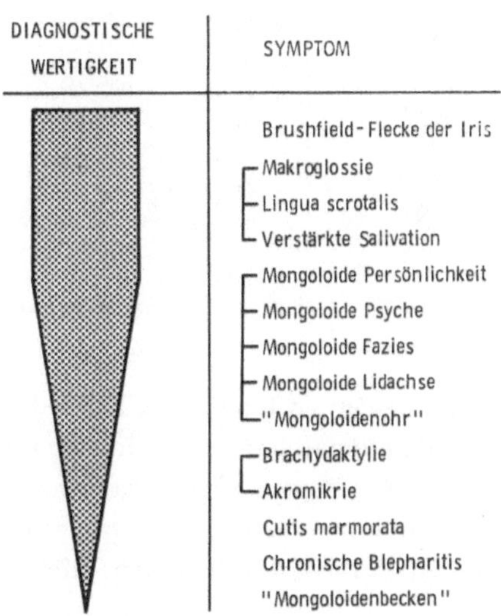

2. Muster der Zusatzsymptomatik beim Edwards-Syndrom (Trisomie 18)
(Tab. 5 b):

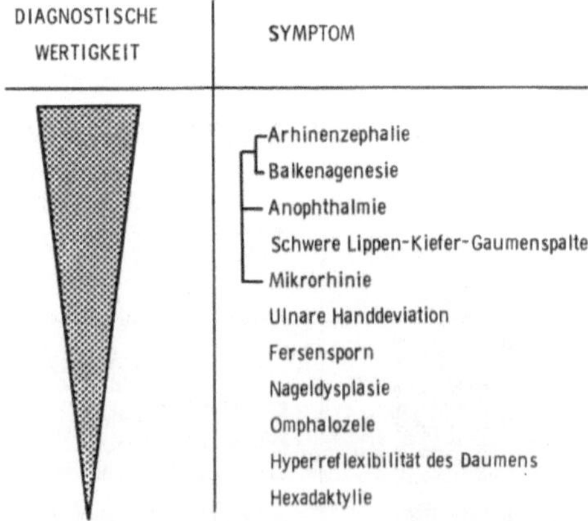

3. Muster der Zusatzsymptomatik beim Patau-Syndrom (Trisomie 13)
(Tab. 5 c):

Ich habe versucht zu zeigen, wie sich mit Hilfe der analytischen und bilanzierenden Methode die Symptomatologie von einigen Chromosomopathie-Syndromen erfassen läßt und welche Regeln sich daraus auch für die praktische Diagnostik am Krankenbett ableiten lassen. Der dargestellte Bezug zum Krankenbett und zur individuellen Person des Kranken bliebe aber wirklichkeitsfremde

Schreibtischtheorie, wenn nicht zum Schluße auch noch ausdrücklich eingefügt würde, daß Analyse und Bilanz als klinische Methoden nur dann sinnvoll bleiben können, wenn man bei ihrer Anwendung niemals gänzlich vergißt, daß im praktischen Leben und in der lebendigen Biologie das Ganze oftmals doch weit mehr ist als nur die Summe seiner einzelnen Teile!

Literatur

DUTRILLAUX, B., und J. LEJEUNE: Klinische Aspekte der Chromosomenanomalien. Triangel 11, 81—90 (1973).

De GROUCHY, J.: The 18 p-, 18 q- and 18 r-syndromes. Birth Defects, Orig. Art. Ser. V, 74—87 (1969).

LEIBER, B.: Syndrom und Syndromatologie in der ärztlichen Diagnose. Meth. Inform. Med. 4, 75—78 (1965).

— Zur klinischen Symptomatik der Chromosomopathie-Syndrome. Pädiatrie u. Pädologie 4, 36—42 (1968).

— Ohrmuscheldystopie, Ohrmuscheldysplasie und Ohrmuschelmißbildung. Klin. Wertung als Symptom. Arch. Ohren 202, 51—84 (1972).

— Nosologie im Wandel. Med. Klin. 68, 525—530 (1973).

— und G. OLBRICH: Die klinischen Syndrome, München, 1972/73.

LEJEUNE, J., R. TURPIN, et M. GAUTIER: Le mongolisme, premier example d'aberration autosomique humaine. Ann. Génet. 1, 41 (1952).

PFEIFFER, R. A.: Karyotyp und Phänotyp der autosomalen Chromosomenaberration beim Menschen. Stuttgart, 1968.

SCHNEIDER, A.: Untersuchungen über Plathelminthen. Ber. oberhess. Ges. Natur-Heilk., Gießen 14, 69 (1873).

THULINE, H. C., and F. DEETER: Short Sternum: Quantitation of the finding. Birth Defects, Orig. Art. Ser. V, 72—73 (1969).

TJIO, J. H., and A. LEVAN: The chromosome number of man. Hereditas 42, 1 (1956).

Anschrift des Verfassers: Prof. Dr. med. B. LEIBER, Zentrum der Med. Informatik, Abteilung für klinische Nosologie und Semiotik am Fachbereich Humanmedizin der Johann Wolfgang Goethe-Universität, Theodor-Stern-Kai 7, D-6000 Frankfurt/M. 70, Bundesrepublik Deutschland.

Klinisch-psychologische Untersuchungen an jugendlichen und erwachsenen Mongoloiden

Von

Th. Kohlmann und **A. Rett**

Aus dem Neurologischen Krankenhaus der Stadt Wien — Rosenhügel,
Abteilung für entwicklungsgestörte Kinder, und dem
Ludwig-Boltzmann-Institut zur Erforschung kindlicher Hirnschäden, Wien, Österreich
(Vorstand: Univ.-Prof. Dr. A. Rett)

Mit 4 Abbildungen

Zusammenfassung

Eine Gruppe von 20 mongoloiden Jugendlichen und Erwachsenen im Durchschnittsalter von 19 Jahren wurde mit einer Gruppe von 20 cerebralgeschädigten Jugendlichen und Erwachsenen anderer diagnostischer Gruppen streng in bezug auf das Alter und Intelligenzniveau parallelisiert (Mittelwert des Alters 19 a und Mittelwert der Intelligenz 50,65—52,90). Der Hypothese des möglichen Leistungs- und Persönlichkeitsabbaues bei den Mongoloiden sollte mit folgender Testbatterie nachgegangen werden: Hamburg-Wechsler Intelligenztest für Erwachsene, motorischer Test nach Walther und Rorschach-Versuch. Die Mittelwerte der Differenzen in den Untertests des HAWIE betonten primär die psychoorganische Störung in der visuell-motorischen Koordination, die in signifikant höherem Grade bei den Mongoloiden zu sehen ist als bei den Nichtmongoloiden. Auch die signifikante Differenz im Bilderergänzen spricht für eine Verstärkung der Psychoorganizität. Konkordant mit den Beobachtungen von Wunderlich ist die Psychomotorik der Mongoloiden signifikant verlangsamt und ungeschickter wirkend als die Psychomotorik nichtmongoloider Oligophrenien. Im Rorschach-Versuch waren nichtsignifikante Differenzen in den psychoorganischen Zeichen (P^0/o, $F+^0/o$) zu ungunsten der Mongoloiden zu sehen. Die Faktorenanalyse selbst diskriminierte recht deutlich die beiden Gruppen. Die Gruppe der Mongoloiden bot in den drei wichtigsten Faktoren verstärkte Zeichen der Psychoorganizität und Hirnleistungsschwäche, verbunden mit einem Faktor des verstärkten Neurotizismus gegenüber der Gruppe der cerebralgeschädigten Oligophrenien anderer diagnostischer Provinienz.

Summary

Clinical Psychological Studies on Adolescent and Adult Mongols

A group of 20 mongol adolescents and adults with an average age of 19 years was strictly parallelized with a group of 20 brain-damaged adolescents and adults of other diagnostic groups with respect to age and intelligence level (average age 19 and average intelligence 50.65—52.90). The hypothesis of a possible deterioration of performance and personality was checked with the following battery of tests: Hamburg-Wechsler intelligence test for adults, the motoricity test according to Walther and the Rorschach experiment. The average differences in the sub-tests of HAWIE primarily emphasize the psycho-organic disturbance in visual-motor coordination, which is seen to a much greater extent in mongols than in non-mongols. The significant difference in completing pictures indicates an intensification of psycho-organicity. In agreement with the observations of Wunderlich, the psychomotoricity of the mongols is significantly slower and less adroit than the psychomotoricity of non-mongol oligophrenias. Non-significant differences in the psycho-organic sign (P^0/o, $F + ^0/o$) in disfavor the mongols were seen in the Rorschach experiment. Factorial analysis distinguished the two groups very clearly. In the three most important factors, the mongol group showed stronger signs of psycho-organicity and weak mental performance associated with an intensified neuroticism factor compared with the brain-damage oligophrenia group of other diagnostic origin.

Die psychologische Eigenart des mongoloiden Menschen, ob es Kind, Jugendlicher oder Erwachsener ist, wird von sehr vielen Autoren, die sich mit dem Mongolismus beschäftigt haben, hervorgehoben.

Die einzelnen Hypothesen, die da entstanden sind, lassen sich vom Standpunkt der psychodiagnostischen Praxis nicht ohne weiteres nachprüfen. Einige Autoren, wie Wunderlich, sehen in der Differenz des hirngeschädigten Kindes und Jugendlichen, verglichen mit einem mongoloiden, eine qualitative und nicht eine quantitative Seite. Während auch für Wunderlich ein hirngeschädigtes Kind in der Gesamtpersönlichkeit nicht vergleichbar ist mit einem mongoloiden Kind, und er ein solches nicht unter ein Gesamt der Hirngeschädigten subsumiert, verlangt die klinisch-psychologische Praxis und zum Teil auch eine schulpsychologische eine Beurteilung eines mongoloiden Kindes oder Jugendlichen mit annähernd gleichen Maßstäben wie die anderen Behinderten. Gegenüber den desintegrativen Elementen in der Störung des Leistungs- und Persönlichkeitsbildes des cerebral geschädigten Kindes erscheint die Störung bei Mongolismus harmonischer geartet zu sein.

Diese Hypothese von Wunderlich steht nicht ganz im Einklang mit unseren Erfahrungen. Schon in unserer Arbeit über die Rehabilitation der oligophrenen hirngeschädigten Jugendlichen rangierten die mongoloiden Jugendlichen in der Gesamtleistung am Ende. Die klinisch-psychologische und pädiatrisch-psychiatrische Beobachtung der mongoloiden Jugendlichen und Erwachsenen führte zunächst intuitiv zu der Ansicht, daß mit dem Alter, besonders nach der abgeschlossenen Schulbildung, sich ein Abbau anbahnt. Diese entstehende Hirnleistungsschwäche war u. a. einer der Anlässe, die von uns untersuchten jugendlichen und erwachsenen Mongoloiden im Vergleich mit cerebralgeschädigten Oligophrenen in strenger Parallelisierung in bezug auf Alter und Intelligenzniveau zu setzen, um die erwähnte Eigenart des mongoloiden Menschen zu objektivieren. Wir haben uns also die Frage gestellt:

a) Zeigen die mongoloiden Jugendlichen und Erwachsenen im Leistungs- und

Persönlichkeitsbild signifikante Differenzen gegenüber den hirngeschädigten Oligophrenen anderer diagnostischer Gruppen?

b) Ist ein allmählicher Abbau der Intelligenz und gewisser Persönlichkeitsfaktoren testpsychologisch feststellbar?

Methode der Untersuchung

Aus unserem Krankengut wurden 20 jugendliche und erwachsene Mongoloide, die wir selbst psychologisch untersucht haben, in nicht ausgelesener Art

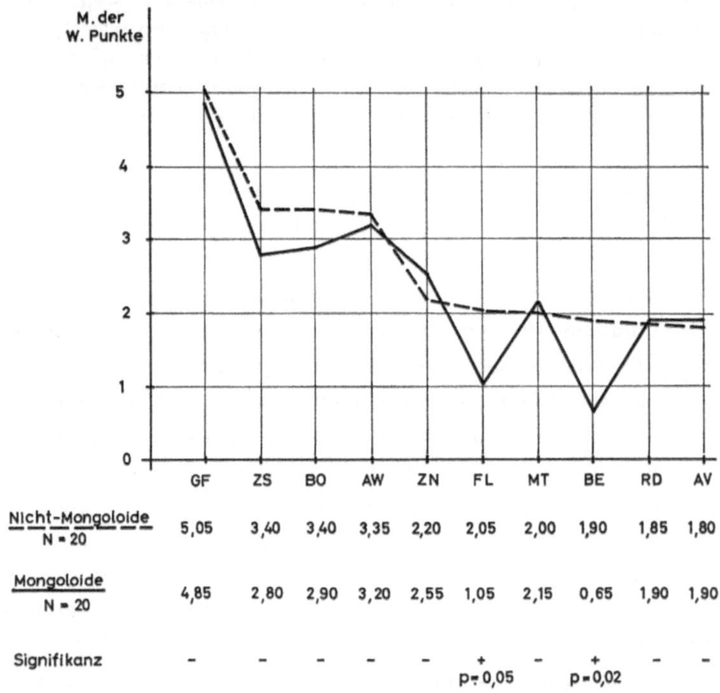

Abb. 1. Vergleich der Mittelwerte der Untertestleistungen im HAWIE zwischen mongoloiden Jugendlichen und Erwachsenen und einer parallelisierten Gruppe der Nicht-Mongoloiden

zusammengestellt und 20 cerebral geschädigten Jugendlichen und Erwachsenen gegenübergestellt. Jedem einzelnen Mongoloiden wurde ein nicht mongoloider Oligophrener im gleichen Alter und gleichem Intelligenzniveau zugeordnet. Die intellektuellen Funktionen wurden mit dem HAWIE untersucht. Darüber hinaus wurde die Motorik mit dem Scheibentest nach Walther geprüft. Gleichzeitig wurde eine genaue Händigkeitsuntersuchung vorgenommen. Neben der Verhaltensbeobachtung wurde auch ein Projektionstest (Rorschach-Versuch) angewandt, um auch hier quantifizierbare Faktoren der Persönlichkeitsstruktur zu erfassen. Die Ergebnisse dieser Untersuchung wurden in den Mittelwerten der Testfaktoren zusammengestellt und auch die Signifikanz dieser Mittelwerte wurde berechnet.

Ferner wurde eine Faktorenanalyse von 20 Variablen der gesamtpsychologischen Untersuchung durchgeführt. Zu diesen Variablen gehören nicht nur die Untertests des HAWIE, sondern auch der verbale IQ, der Handlungs-IQ der Gesamt-IQ, der WALTHER-Test, die Zahl der Antworten im RORSCHACH-Versuch, der F $+$ %-Satz, die Fb-Antworten, P%, T% und Neurotizismus. (Die RORSCHACH-Faktoren, die darüber hinaus noch statistisch behandelt wurden, waren die Faktoren: G, D, Dd, B und Aggressionszeichen.)

Ergebnisse der Untersuchung

a) Differenzen der Mongoloiden und Nicht-Mongoloiden im Bereich der intellektuellen Funktionen

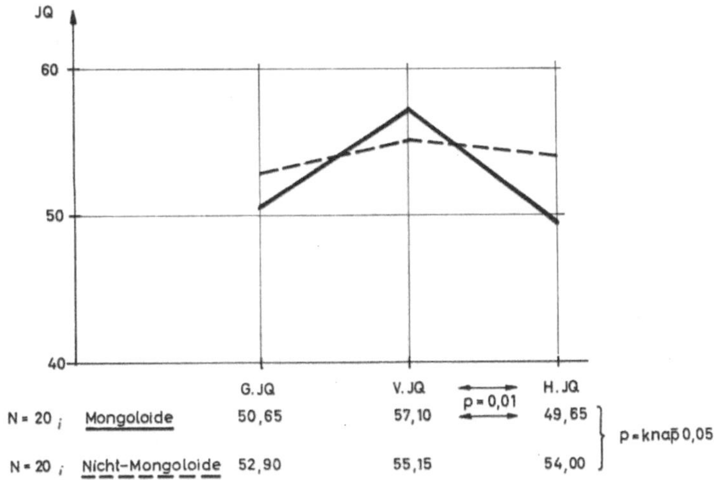

Abb. 2. Vergleich der Mittelwerte der Intelligenzquotienten im HAWIE bei Mongoloiden und Nicht-Mongoloiden

Die Abb. 1 zeigt den Vergleich der Mittelwerte der Untertestleistungen im HAWIE zwischen Mongoloiden und Nichtmongoloiden. Die Leistungen der Mongoloiden wurden abgesetzt von einer Individualkurve der Mittelwerte der Nichtmongoloiden. Auf der Abb. 1 sehen wir zwei auffällige signifikante Differenzen und zwar in den Subtests Figurenlegen und Bilderergänzen. Geringe Differenzen sehen wir noch im Zahlen-Symbol-Test und Gemeinsamkeitenfinden sowie Zahlennachsprechen. Dieses erstgenannte Ergebnis spricht für eine deutlich stärkere visuell-motorische Koordinationsstörung bei den Mongoloiden als bei den Nichtmongoloiden, weiterhin zeigt sich bei den Mongoloiden eine Störung im visuellen Erkennen und Identifizieren bekannter Gegenstände (Bilderergänzen). Bekanntlich hat sich der Subtest Bilderergänzen besonders bei der Untersuchung von Cerebralgeschädigten bewährt. Die erwähnten signifikänten Differenzen stehen — wie wir später sehen werden

— mit der Hirnleistungsschwäche in Zusammenhang. Die Abb. 2 zeigt graphisch die Mittelwerte der drei Intelligenzquotienten (Gesamt-IQ, Verbal-IQ und Handlungs-IQ). Die Gleichheit im Gesamt-Intelligenzquotienten diente zur Feststellung der Homogenität der beiden Gruppen in bezug auf das Intelligenzniveau (50,65 bei Mongoloiden und 52,90 bei Nichtmongoloiden). Wir sehen, daß beide Gruppen, sowohl die Mongoloiden wie die Nichtmongoloiden, eine Absinktendenz vom Verbal-IQ zum Handlungs-IQ zeigen, wobei die Differenz des verbalen IQ und des Handlungs-IQ bei den Mongoloiden signifikant größer ist als bei den Nichtmongoloiden. Auch hier sehen wir

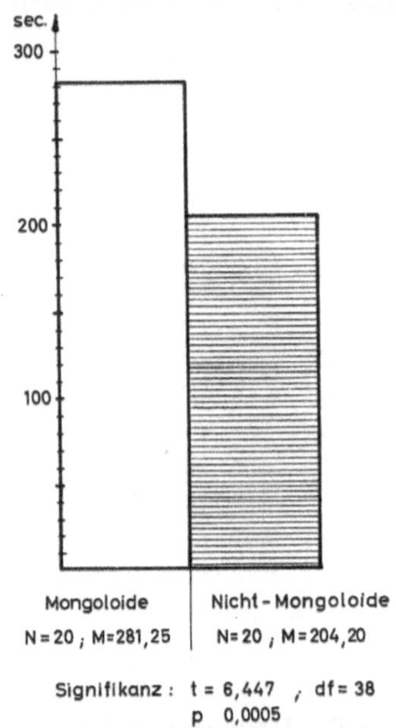

Abb. 3. Vergleich der Mittelwerte der motorischen Leistungen im Walther-Test bei Mongoloiden und Nicht-Mongoloiden

einen psychoorganischen Faktor in der Differenz zwischen der intellektuellen Leistung der Mongoloiden verglichen mit den Nichtmongoloiden.

b) Differenzen der Mongoloiden und Nichtmongoloiden im Bereiche der Motorik

In der Abb. 3 sehen wir die Mittelwerte der motorischen Leistungen im Walther-Test bei Mongoloiden und Nichtmongoloiden (281 : 204 sec). Diese Differenz ist hochgradig signifikant (p 0,0005). Dieses Ergebnis spricht für die Tatsache einer gesamten motorischen Verlangsamung bei Mongoloiden. Dieses Resultat würde die Beobachtungen von Wunderlich eher bestätigen, der der Auffassung ist, daß der Ablauf der Motorik bei allen mongoloiden Kindern zu wenig „vorgestaltet" ist und nicht ausdifferenziert ist und somit verglichen mit anderen Oligophrenen wesentlich gehemmt und verlangsamt.

c) Untersuchung der Persönlichkeitsfaktoren im Rorschach-Versuch
Die Tab. 1 zeigt eine Zusammenstellung der Rorschach-Faktoren und deren Mittelwerte bei Mongoloiden und Nichtmongoloiden. Von den 11 Faktoren, die zur Untersuchung herangezogen wurden, zeigen nur zwei größere Differenzen und zwar der F + %-Satz und der Perseverationsindikator. Bekanntlich ist der niedrige F + %-Satz ein psychoorganisches Zeichen und der Persevera-

Tab. 1. *Mittelwerte der Rorschach-Faktoren der mongoloiden Jugendlichen und Erwachsenen, verglichen mit oligophrenen Nicht-Mongoloiden*

Diagnostische Gruppen	Σ der Antwort.	G	D	Dd	F+%	B	Fb	P%	T %	Neurot.	Aggr.
Mongoloide	13,85	7,4	5,9	0,65	44,60	0,05	2,72	69,30	57,05	4,75	0,30
Nicht-Mongoloide	11,40	6,35	7,1	0,75	53,30	0,15	2,32	60,40	56,75	4,60	0,55
Signifkanz	–	–	–	–	– p=0,19	–	–	– p=0,10	–	–	–

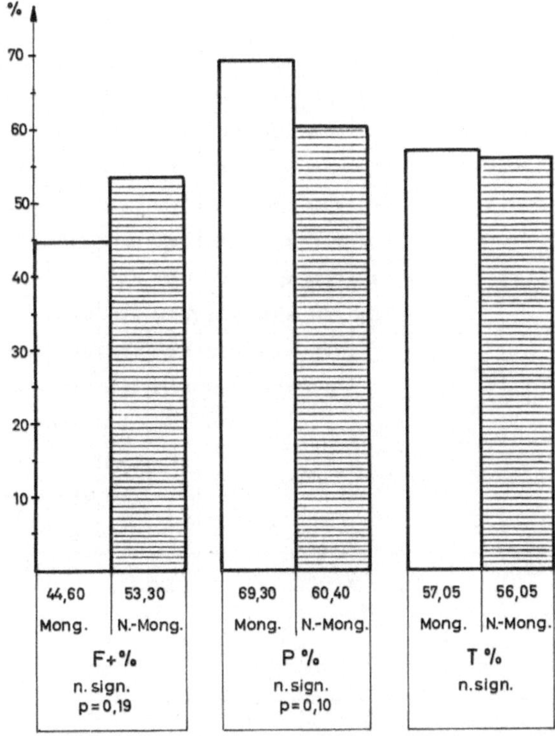

Abb. 4. Vergleich des organischen Psychosyndroms im Rorschach-Versuch bei Mongoloiden und Nicht-Mongoloiden. (Mittelwerte des F+%, P%, T%).

54 TH. KOHLMANN und A. RETT:

tionsprozentsatz ein Hauptfaktor des psychoorganischen Syndroms. In etwas
eingeschränktem Maße gilt das für den T%-Satz. Die nächste Abbildung
(Abb. 4) zeigt diese 3 Faktoren in graphischer Form. Der F + % ist bei den
Mongoloiden niedriger als bei den Nichtmongoloiden, aber nicht signifikant.
Der Perseverationsindikator ist bei den Mongoloiden höher als bei den
Nichtmongoloiden, aber gleichfalls nicht signifikant. Beide Faktoren zeigen
eine Tendenz der Verstärkung der Psychoorganizität bei den Mongoloiden
gegenüber den Nichtmongoloiden. Die durchgeführte Korrelationsuntersu-
chung zwischen dem steigenden Alter und sinkendem Intelligenzquotienten
ergab einen signifikanten Wert von 66. Wir müssen also annehmen, daß die
bisherigen Ergebnisse sowohl im Bereiche der Intelligenz als auch der Motorik
und der einzelnen Faktoren des RORSCHACH-Versuches eine Verstärkung des
organischen Psychosyndroms andeuten, und daß diese in Zusammenhang
mit der Hirnleistungsschwäche steht. Zur Klärung dieser Problematik
wurde noch eine faktorenanalytische Untersuchung durchgeführt.

Tab. 2. *Korrelationsmatrix der Variablen der psychologischen Untersuchung an jugendlichen und erwachsenen Mongoloiden.*

| | | | 1 | 2 | 3 | 4 | 5 | 6 | 7 | 8 | 9 | 10 | 11 | 12 | 13 | 14 | 15 | 16 | 17 | 18 | 19 |
			AW	AV	ZN	RD	GF	ZS	BO	BE	MT	FL	V.IQ	H.IQ	G.IQ	Motor	Σ d. Antw.	F+%	Fb	P%	T%
	1	AW	1,000	0,661	0,632	0,669	0,595	0,680	0,503	0,629	0,598	0,538	0,801	0,755	0,804	-0,601	0,240	-0,034	-0,082	0,033	0,406
	2	AV		1,000	0,469	0,456	0,818	0,517	0,297	0,384	0,228	0,636	0,769	0,677	0,759	-0,416	0,343	-0,043	0,054	-0,015	0,304
Hamburg-Wechsler-Test für Erwachsene	3	ZN			1,000	0,586	0,609	0,657	0,702	0,379	0,316	0,362	0,866	0,708	0,814	-0,642	0,136	-0,028	0,000	0,302	0,511
	4	RD				1,000	0,424	0,559	0,582	0,368	0,564	0,421	0,729	0,672	0,740	-0,529	0,002	0,307	-0,083	-0,081	0,176
	5	GF					1,000	0,560	0,422	0,354	0,461	0,467	0,836	0,762	0,789	-0,669	0,300	0,008	0,069	-0,054	0,484
	6	ZS						1,000	0,611	0,484	0,455	0,556	0,737	0,854	0,779	-0,616	0,356	0,167	0,032	0,108	0,452
	7	BO							1,000	0,072	0,291	0,192	0,634	0,631	0,604	-0,769	0,174	0,346	-0,105	0,085	0,432
	8	BE								1,000	0,538	0,373	0,479	0,581	0,549	-0,229	0,082	-0,062	0,265	0,129	0,051
	9	MT									1,000	0,291	0,503	0,656	0,528	-0,483	0,152	0,221	-0,057	-0,036	0,382
	10	FL										1,000	0,530	0,655	0,660	-0,231	0,655	-0,071	0,312	0,250	0,132
	11	V.IQ											1,000	0,855	0,968	-0,674	0,193	0,073	-0,054	0,115	0,537
	12	H.IQ												1,000	0,932	-0,637	0,346	0,233	0,035	0,099	0,518
	13	G.IQ													1,000	-0,582	0,289	0,072	0,033	0,177	0,456
Walt. Test	14	Motor.														1,000	-0,199	-0,245	0,018	0,109	-0,491
	15	Σ d. Antw.															1,000	0,068	0,531	0,454	0,242
Rorschach-Test-Variable	16	F+%																1,000	-0,039	-0,098	0,390
	17	Fb																	1,000	0,458	-0,309
	18	P%																		1,000	0,198
	19	T%																			1,000
	20	Neur.																			

d) Faktorenanalyse des Leistungs- und Persönlichkeitsbildes der Mongoloiden und Nichtmongoloiden.

Wir haben in den bisherigen Ergebnissen zwischen den Mongoloiden und Nichtmongoloiden recht deutliche Differenzen im Leistungs- und Persönlichkeitsbild gesehen. Diese Differenzen sprachen für eine Verstärkung der Psychoorganizität und der Hirnleistungsschwäche bei mongoloiden Jugendlichen und Erwachsenen. Um die korrelativen Zusammenhänge sämtlicher Faktoren der psychologischen Untersuchung im Hinblick auf die Differenzen der beiden Gruppen statistisch festzustellen (Tab. 2 zeigt die Korrelationsmatrix der Variablen der psychologischen Untersuchung an jugendlichen und

Tab. 3. *Ergebnisse der Faktorenanalyse. I. Faktor*

	NICHT–MONGOLOIDE		MONGOLOIDE	
	Variable	Gewichtszahl	Variable	Gewichtszahl
1	Zahlennachsprechen	0,843	Neurotizismus	0,804
2	Rechner. Denken	0,816	Bilderergänzen	0,791
3	Verbaler I.Qu.	0,795	Rechnerisches Denken	0,574
4	Zahlen-Symbol–Test	0,788	Allgemeines Wissen	0,566
5	Gesamt - I.Qu.	0,683	Mosaik–Test	0,495
6	Allgemeines Wissen	0,634	Gesamt – I.Qu.	0,427
7	Mosaik–Test	0,578	Verbaler I.Qu.	0,389
8	Gemeinsamk. finden	0,486	Handlungs-I.Qu.	0,383
9	Bilderordnen	0,471	Zahlennachsprechen	0,350
10	Handlungs – I.Qu.	0,453	Zahlen-Symbol-Test	0,323
11	F+ %	0,208	Figurenlegen	0,171
12	Neurotizismus	0,176	Bilderordnen	0,170

Reiner Intelligenzfaktor   Faktor der Neurotischen Reaktionsbereitschaft im Konnex mit Intelligenz.

erwachsenen Mongoloiden) wurde eine getrennte Faktorenanalyse beider Untersuchungsgruppen durchgeführt. Wie wir später sehen werden, ist schon beim dritten Faktor eine ausgeprägte Trennung der Mongoloiden und Nichtmongoloiden objektiviert worden. In der nächsten Tabelle (Tab. 3) zeigen unsere Gruppen folgendes Bild im ersten Faktor. Die Nichtmongoloiden bieten im ersten Faktor den reinen Intelligenzfaktor oder im negativen Sinne gesprochen, den Faktor des Intelligenzdefektes, wobei die höchsten Gewichtszahlen in den Subtests Zahlennachsprechen, Rechnerisches Denken und in den Variablen verbaler IQ und Zahlen-Symbol-Test liegen. Auffällig ist, daß der F + % hier von den RORSCHACH-Faktoren am Ende

Tab. 4. *Ergebnisse der Faktorenanalyse. II. Faktor*

	MONGOLOIDE		NICHT-MONGOLOIDE	
	Variable	Gewichtszahl	Variable	Gewichtszahl
1	Perseverat. %	0,826	T %	0,873
2	Fb – Antworten	0,805	F+ %	0,865
3	Zahl der Antworten	0,728	Verbaler I.Qu.	0,300
4	Figurenlegen	0,416	Gemeinsamk. finden	0,217
5	Bilderergänzen	0,153	Allgem. Verständnis	0,206

Faktor des Organischen Psycho-syndroms im Konnex mit Erethismus und Störung im räumlichen Denken.　　Organisches Psychosyndrom und Intelligenzdefekt.

erscheint und eine schwache Gewichtszahl des Neurotizismus. Eine Um-kehrung dieser Verhältnisse sehen wir bei den Mongoloiden, bei denen der Faktor des Neurotizismus (Summe aller neurotischen Zeichen im Rorschach-Versuch) im Vordergrunde steht. Die Subtests des HAWIE sind an zweiter Stelle in abgeschwächter Form zu sehen. Wir bezeichnen diesen Faktor bei

Tab. 5. Ergebnisse der Faktorenanalyse. III. Faktor

	MONGOLOIDE		NICHT-MONGOLOIDE	
	Variable	Gewichtszahl	Variable	Gewichtszahl
1	Bilderordnen	0,832		– 0,203
2	Zahlennachsprechen	0,810		– 0,096
3	T %	0,693		– 0,067
4	Verbaler I.Qu.	0,647		– 0,340
5	Gesamt – I.Qu.	0,545		– 0,201
6	Zahlen – Symbol-Test	0,512		– 0,003
7	Handlungs – I.Qu.	0,493		– 0,024
8	Gemeinsamk. finden	0,419		– 0,084
9	Rechner. Denken	0,397		– 0,065
10	Allgemeines Wissen	0,394		– 0,371
11			Mosaik – Test	0,550
12			Figurenlegen	0,174

Faktor der Hirnleistungs-schwäche (Gedächtnisschwäche im Konnex mit Intelligenzdefekt)　　Faktor des gestörten räumlichen Denkens.

den Mongoloiden als den Faktor der neurotischen Reaktionsbereitschaft in Konnex mit Intelligenz oder Intelligenzdefekt. Im allgemeinen kann man sagen, daß die Gruppe der mongoloiden Jugendlichen und Erwachsenen neurotischer erscheint als die der cerebralgeschädigten Oligophrenen anderer diagnostischer Gruppen. Im Faktor 2 (Tab. 4) steht der Perseverationsindikator, die Farbwerte, die Zahl der Antworten und Figurenlegen bei den Mongoloiden an erster Stelle. Wir würden diesen Faktor als den Faktor des organischen Psychosyndroms in Konnex mit Erethismus und Störung im räumlichen Denken bezeichnen. Auf den Erethismus weist die Variable Farbantworten und Zahl der Antworten hin, die bei erethischen Probanden korreliert und deutlich erhöht ist. Demgegenüber zeigen die Nichtmongoloiden wohl auch das organische Psychosyndrom an erster Stelle, allerdings nur mit den Intelligenzfaktoren des HAWIE und des RORSCHACH-Versuches (F + %). Im dritten Faktor (Tab. 5) erscheinen beide Gruppen total getrennt. Die Mongoloiden bieten mit den Variablen Bilderordnen, Zahlennachsprechen (Gedächtnisfaktor des HAWIE) und Stereotypieindikator (T %) den deutlichen Faktor der Hirnleistungsschwäche, d. h. organisches Psychosyndrom und Gedächtnisschwäche in Konnex mit Intelligenzdefekt. Demgegenüber haben die Nichtmongoloiden in den gleichen Variablen negative Gewichtszahlen und es taucht bei ihnen nur der Faktor des gestörten räumlichen Denkens auf, d. h. der Faktor der visuell-motorischen Koordinationsstörung. Zusammenfassend läßt sich sagen, daß in der Faktorenanalyse die Gruppe der Mongoloiden und Nichtmongoloiden sich deutlich unterscheidet, allerdings primär in quantitativer Hinsicht und zwar in dem Sinne, daß die Gruppe der Mongoloiden verstärkte Zeichen der Psychoorganizität und Hirnleistungsschwäche bei gleichem Intelligenzniveau und gleichem Alter verglichen mit den Cerebralgeschädigten anderer diagnostischer Gruppen bieten.

Literatur

ASPERGER, H.: Heilpädagogik. 5. Aufl. Wien: Springer 1968.

HAUBOLD, H., CH. WUNDERLICH, und W. LOEW: Zur Ätiologie und Pathogenese von entwicklungsgehemmten mongoloiden Kindern im Sinne einer „Nachreifungsbehandlung". Med. Klin. **58**, 991 (1963).

KOHLMANN, TH.: Zum psychologischen und pädagogischen Problem der Linkshändigkeit. Ergebnisse experimenteller Untersuchungen. Wr. Zschr. f. Nervenheilk. **3**, 89—100 (1950).

— Die Psychologie der motorischen Begabung. Wien 1958.

— Untersuchungen zum Problem der Linkshändigkeit cerebralgeschädigter Kinder. Kongreßbericht d. Dtsch. Ges. f. Psychologie, Göttingen, 1969.

— und A. RETT: Klinisch-psychologische Untersuchungen zum Problem des organischen Psychosyndroms bei cerebralgeschädigten Kindern. 4. Int. Kongreß f. Heilpäd. Wien 1969.

— — Zur Differentialdiagnose Schwachsinn und Demenz bei hirngeschädigten Kindern und Jugendlichen. XIII. Int. Kongreß f. Pädiatrie, Wien 1971.

Kohlmann, Th. und A. Rett: Spezielle klinische und psychologische Aspekte des organischen Psychosyndroms bei kindlichen Hirnschäden. Pädiatrie und Pädologie, Suppl. I. 45—63, Wien 1972. Hilfsmittel. Bern und Stuttgart 1967.

MacDonald, A. D.: Mongolism in Twins. J. med. Genet. 1, 39 (1964).

Penrose, L. S.: Mongolism. Brit. Med. Bull. 17, 184 (1961).

Rett, A.: Das hirngeschädigte Kind. Ärztliche, pädagogische und soziale Probleme. Wien—München 1971.

— Linkshändigkeit und Hirnschaden. Festschrift 75 Jahre Nervenheilanstalt Rosenhügel. Wien 1972.

— Th. Kohlmann, und E. Frühmann: Frühgeburt und Hirnschaden. Paracelsus, Beiheft 39 (1966).

— — und G. Strauch: Linkshänder — Analyse einer Minderheit. Wien—München: Verlag Jugend und Volk, 1973.

Wunderlich, Chr.: Das mongoloide Kind. Möglichkeiten der Erkennung und Betreuung. Stuttgart: Ferdinand Enke Verlag, 1970.

Anschrift der Verfasser: Dr. Th. Kohlmann und Univ.-Prof. Dr. A. Rett, Kinderabteilung des Neurologischen Krankenhauses der Stadt Wien und Ludwig-Boltzmann-Institut zur Erforschung kindlicher Hirnschäden, Riedelgasse 5, A-1130 Wien, Österreich.

Sozialverhalten, Musikalität und visuelle Wahrnehmung bei mongoloiden Kindern

Von

Brigitte Rabensteiner

Aus dem Neurologischen Krankenhaus der Stadt Wien — Rosenhügel
Abteilung für entwicklungsgestörte Kinder, und dem
Ludwig-Boltzmann-Institut zur Erforschung kindlicher Hirnschäden, Wien, Österreich
(Vorstand: Univ.-Prof. Dr. A. RETT)

Zusammenfassung

Es wurden 49 mongoloide und 48 nicht-mongoloide nach Alter und Intelligenz parallelisierte Versuchspersonen ausgewählt und in Hinblick auf das Sozialverhalten (VSMS), Sprachstörungen (Verhaltenbeobachtung), Musikalität und visuelle Wahrnehmung untersucht.

Es ergaben sich signifikante Unterschiede zugunsten der Mongoloiden in der Sozialanpassung.

Sprachstörungen aller Art traten signifikant häufiger bei mongoloiden Kindern auf, wobei es bei den Buben signifikant häufiger zum Auftreten von Stottern kam.

Die mongoloide Gruppe schnitt bei der Überprüfung der Musikalität signifikant besser ab, der Unterschied im rhythmischen Teil war hochsignifikant.

Die Mittelwertsunterschiede der visuellen Diskriminationsfähigkeit für Farben, geometrische Formen und Lagebezeichnungen geometrischer Formen waren nicht signifikant.

Summary

Social Behavior, Musicality and Visual Perception in Mongoloid Children

Forty-nine mongoloid and 48 non-mongol test persons of equivalent age and intelligence were selected and studied with respect to social behavior, speech disorders (observation of behavior), musicality and visual perception.

There were significant differences in favor of the mongols with respect to social adaption. Speech disorders of all kinds occurred significantly more frequently in mongol children; stuttering was significantly more frequent in the boys. The mongol group did significantly better in the musicality test; the difference in the rhythmical part was highly significant.

The average differences in the capacity for visual discrimination of colors, geometrical forms and the spatial relationship of geometrical forms were not significant.

Einleitung und Fragestellung

In der einschlägigen Literatur findet man zahlreiche Hinweise auf die Sonderstellung, die mongoloide Kinder in der großen Gruppe der hirngeschädigten Kinder einnehmen. Einige der angestellten Hypothesen zu prüfen, sollte Aufgabe dieser Arbeit sein.

Da es nicht möglich ist, alle Dimensionen, die das Erscheinungsbild des mongoloiden Menschen prägen, in einer Arbeit zu untersuchen, wurde es notwendig, sich auf einige besonders prägnante Einzelmerkmale zu beschränken:

Das Verhalten mongoloider Kinder stellt den Erzieher immer wieder vor Probleme. Inwieweit läßt sich durch eine konsequente Erziehung das Verhalten mongoloider Kinder modifizieren? Wie häufig stört das Auftreten von Sprachstörungen eine gute Sozialanpassung?

Der Musikalität mongoloider Kinder sollte besondere Aufmerksamkeit gewidmet werden. Ist man berechtigt, mit zahlreichen Autoren zu sagen, daß mongoloide Kinder nicht nur Kinder auf gleichem Intelligenzniveau übertreffen, sondern sogar die Leistungen normalintelligenter Kinder erreichen?

Es ist erstaunlich, wie schnell und fließend manche mongoloide Kinder lesen lernen [1], eine Leistung, die sogar intellektuell etwas höherstehenden Mitschülern nicht immer gelingt. Liegt es an der großen Nachahmungsfähigkeit (vgl. Asperger H. 1968) oder ist die Fähigkeit, Form und Lagebeziehung der Buchstaben besser und schneller zu erfassen, stärker ausgeprägt, als es der ansonsten große Begabungsrückstand erwarten läßt?

Daraus ergibt sich also folgende Fragestellung:

1. a) Sind mongoloide Kinder imstande, eine größere soziale Reife zu erzielen als hirngeschädigte Kinder auf gleichem Intelligenzniveau?
   b) Kommt es bei mongoloiden Kindern häufiger zum Auftreten von Sprachstörungen als bei Kindern auf gleichem Intelligenzniveau?
2. a) Schneiden mongoloide Kinder bei einer Prüfung der musikalischen Begabung besser ab als gleichintelligente Kinder?
   b) Ist es mongoloiden Kindern möglich, hier auch an die Leistungen normalintelligenter Kinder heranzukommen?
3. Ist die visuelle Diskriminationsfähigkeit (Farben, Formen und Lagebeziehungen) bei mongoloiden Kinder stärker ausgeprägt als bei einer vergleichbaren Gruppe oligophrener Kinder?

Auswahl der Versuchsgruppen

Für diese Untersuchung standen uns im Raum Wien 84 mongoloide Kinder zur Verfügung. Alle Kinder besuchten einen Sonderkindergarten oder eine Sonderschule für schwerstbehinderte Kinder, wo sie bereits heilpädagogisch betreut wurden.

---

[1] Nach einer persönlichen Mitteilung von Frau Dr. G. Danninger.

Kinder, die in die Versuchsgruppe aufgenommen wurden, mußten testbar sein, d. h. sie durften nicht körperbehindert, blind oder taub sein und sollten gutes Sprachverständnis zeigen.

Die untere Altersgrenze wurde auf 5,0 Jahre, die obere auf 15 Jahre gesetzt.

Von allen Kindern mußte ein eindeutiger ärztlicher Befund vorliegen, der die Diagnose Mongolismus bestätigte.

29 Kinder mußten ausgeschieden werden, da sie diese Anforderungen nicht erfüllten.

Ähnlich wurde die Auswahl der Vergleichsgruppe getroffen. Sie sollte auf nahezu gleichem Intelligenzniveau wie die mongoloide Gruppe stehen und möglichst homogen sein. Kinder mit Epilepsie, spastischer Hemiparese und lokalisierten Hirnschädigungen wurden ebenso wie autistische Kinder nicht in die Vergleichsgruppe aufgenommen. Der Besuch eines Sonderkindergartens bzw. einer Sonderschule für Schwerstbehinderte wurde vorausgesetzt.

Intelligenzuntersuchung

Beide Gruppen wurden einer Intelligenzuntersuchung unterzogen, um das Parallelisieren der beiden Gruppen zu ermöglichen.

Als geeignetes Verfahren wurde der *Stanford-Binet-Intelligence-Test* (TERMAN & MERILL 1965) herangezogen. Dieser Test zeichnet sich durch abwechslungsreiche Items aus, ist rasch durchzuführen, und ist für die Altersstufen von 3;0 bis 15;0 geeignet.

Der Intelligenztest wurde in der Schule bzw. im Kindergarten der jeweiligen Versuchsperson durchgeführt. Nach der Kontaktaufnahme, die noch im Klassenzimmer stattfand und eventuell vorhandene Angst des Kindes abbauen sollte, wurde das Kind in einen ihm gut bekannten Raum geführt.

Der Test erfolgte als Einzelversuch, die Anwesenheit anderer Personen wurde möglichst vermieden.

Ergebnisse der Intelligenzuntersuchung

Alle Versuchspersonen, deren Intelligenzalter unter 3 Jahren blieb, bzw. deren IQ unter 30 lag, mußten ausgeschieden werden, um die Homogenität der Gruppe zu gewährleisten.

Ebenfalls nicht berücksichtigt werden konnten 3 mongoloide Kinder, die trotz entsprechendem Intelligenzniveau nicht bereit waren, allein beim Versuchsleiter zu bleiben oder dessen Testanweisungen nachzukommen.

Die Versuchsgruppen wurden in 4 Altersgruppen geteilt:

Gruppe   I: Kindergartengruppe im Alter von 5—7 Jahren
Gruppe II: Sonderschulgruppe im Alter von 8—10 Jahren
Gruppe III: Sonderschulgruppe im Alter von 11—12 Jahren
Gruppe IV: Sonderschulgruppe im Alter von 13—15 Jahren

Tabelle 1. *Ergebnisse der Intelligenzuntersuchung Mongoloide Gruppe*

Gruppe	n	$\overline{\text{IQ}}$	sIQ	$\overline{\text{IA}}$	sIA
I	12	56,86	5,03	42,454	2,79
II	12	48,41	3,04	46,083	4,15
III	13	44,76	4,6	56,00	4,74
IV	12	41,08	6,7	65,75	7,79
Gesamt	49	47,69	7,69	52,551	10,44

Tabelle 2. *Ergebnisse der Intelligenzuntersuchung Nicht-mongoloide Gruppe*

Gruppe	n	$\overline{\text{IQ}}$	sIQ	$\overline{\text{IA}}$	sIA
I	11	57,00	5,4	43,09	2,68
II	12	49,41	3,98	49,25	4,05
III	13	44,69	3,85	59,69	6,16
IV	12	41,66	5,69	67,58	9,39
Gesamt	48	47,93	7,39	55,25	11,14

n = Anzahl der Versuchspersonen
$\overline{\text{IQ}}$ = mittlerer Intelligenzquotient
s_{IQ} = Standardabweichung vom mittleren IQ
$\overline{\text{IA}}$ = mittleres Intelligenzalter in Monaten
s_{IA} = Standardabweichung vom mittleren Intelligenzalter

Die Unterschiede des $\overline{\text{IQ}}$ bzw. $\overline{\text{IA}}$ wurden mit dem t-Test für Mittelwertunterschiede geprüft und zeigten keine Signifikanz. Die Homogenität der Varianzen wurde mit dem F-Test geprüft. Sie erwiesen sich durchwegs als homogen.

Untersuchung des Sozialverhaltens

Mit der Kurzform der Vineland-Social-Maturity-Scale [1] stand mir ein Verfahren zur Beurteilung der sozialen Reife zur Verfügung. Abgesehen von der Problematik, die jeder Fragenbogenuntersuchung zugrunde liegt, erschien mir diese für minderbegabte Kinder entwickelte Kurzform der VSMS für die vorliegende Fragestellung gut geeignet.

Die Kurzform der VSMS besteht aus 43 Fragen, die die verschiedenen Aspekte der sozialen Entwicklung erfassen sollen. Es wurde ein Punkt gegeben, wenn die erfragte Verhaltensweise vom Beobachter, in diesem Falle den Eltern, registriert wurde.

---

[1] Nähere Angaben bei Luer, Cohen und Nauck 1966.

Es wurde untersucht, ob mongoloide Kinder in der Kurzform der VSMS signifikant bessere Werte als die Vergleichsgruppe erreichen und ob sich in den verschiedenen Bereichen des sozialen Verhaltens Unterschiede zwischen den beiden Gruppen zeigen.

Ergebnisse der Fragebogenuntersuchung

Tabelle 3. *Mittelwertsvergleich innerhalb der Altersgruppeen*
(t-Test für abhängige Stichproben)

Gruppe	Diffe-renz	$\bar{D}$	s_D	df	t	t krit. 5%	t krit. 1%
I	M-NM	1,136	3,4	10	0,48	2,23	3,17
II	M-NM	2,416	2,2	11	1,098	2,20	3,11
III	M-NM	4,769	1,4	12	3,406	2,18	3,05
IV	M-NM	2,25	2,05	11	1,097	2,20	3,11
	Mittelwertsvergleich über alle Gruppen						
I/II/III/IV	M-NM	2,833	1,1	47	2,575	2,02	2,70

Es zeigt sich, wie aus Tabelle 3 ersichtlich, innerhalb der Altersgruppen nur bei Gruppe III (11—12 Jahre) ein signifikanter Unterschied. Die Aussagefähigkeit der Daten dürfte aber durch die geringe Größe der Stichproben beeinträchtigt sein.

Vergleicht man die Mittelwerte über alle Gruppen, zeigt sich, daß die mongoloide Gruppe in der Kurzform der VSMS signifikant bessere Resultate erreicht als die nicht-mongoloide Vergleichsgruppe.

Ergebnisse der Fragebogenanalyse

Die unterschiedliche Häufigkeit der positiv beantworteten Items wurde mit dem Chi^2-Test geprüft.

Eine Analyse des Fragebogens ergab, daß die Items 16, 17, 43 für die mongoloide Gruppe signifikant, die Items 22, 37, 38 sehr signifikant häufiger positiv beantwortet wurden als dies bei der Vergleichsgruppe der Fall ist.

Sprachstörungen

Während der Durchführung des sprachlichen Teils des S-I-T registierten zwei Beobachter Sprachfehler. Eine Sprachstörung wurde dann als gegeben angesehen, wenn beide Beobachter bei der Versuchsperson Sprachfehler feststellten. Ebenfalls registiert wurde eine eventuell selektive Sprechverweigerung, zu der es kommen kann, wenn ein oft ohnehin schon sprachgestörtes Kind sich plötzlich im

Tabelle 4. *(Es werden hier nur jene Items angeführt, deren unterschiedliche Antwort-*
häufigkeit signifikant ist)

Item	errechn. Chi²	Chi²krit. 5⁰/₀	Chi²krit. 1⁰/₀	df
16[1]	4,4509	3,84	6,62	1
17[2]	4,7354			
22[3]	11,4550			
37[4]	7,6471			
38[5]	8,3202			
43[6]	6,3577			

[1] Frage 16: Geht ohne Begleitung in der Nachbarschaft umher.
[2] Frage 17: Geht ohne Hilfe zu Bett.
[3] Frage 22: Führt anderen etwas vor.
[4] Frage 37: Kann für Stunden alleingelassen werden und dabei auf sich selbst und andere achten.
[5] Frage 38: Glaubt nicht mehr richtig an den Nikolaus.
[6] Frage 43: Liest aus eigenem Antrieb.

Mittelpunkt des Interesses fühlt. Von der Anwendung eines aufwendigeren Verfahrens, das hier nur wenig mehr an Information bringen könnte, wurde in Anbetracht der zur Verfügung stehenden Zeit und Mittel abgesehen.

Ergebnisse der Verhaltensbeobachtung

Die Häufigkeit der Sprachstörungen, sowie die geschlechtsspezifischen Unterschiede wurden mit dem Chi²-Test überprüft.

Tabelle 5. *Sprachstörungen.*

M	NM	errechn. Ch²	Chi²krit. 5⁰/₀	Chi²krit. 1⁰/₀	df
33	14	12,5635	3,84	6,62	1
Stottern					
11	3	4,7744	3,84	6,62	1
Mutismus					
10	2	5,5294	3,84	6,62	1
Stottern					
♂	♀				
10	1	9,6624	3,84	6,62	1
Mutismus					
♀	♂				
7	3	1,8119	3,84	6,62	1

Wie aus Tabelle 5 ersichtlich, zeigt sich folgendes:

1. Sprachstörungen aller Art treten bei mongoloiden Kindern sehr signifikant häufiger auf als bei gleich intelligenten hirngeschädigten Kindern.
2. Mongoloide Kinder neigen signifikant häufiger zu Stottern und Mutismus als die Kontrollgruppe.
3. Während sich bei der Sprechverweigerung kein geschlechtsspezifischer Unterschied in der mongoloiden Gruppe zeigt, kommt es bei Buben sehr signifikant häufiger zum Auftreten von Stottern.

Interpretation der Ergebnisse in der Dimension „Sozialverhalten"

Auf Grund der Ergebnisse muß man RETT rechtgeben, der betont, daß mongoloide Kinder bei konsequenter Erziehung und heilpädagogischer Führung, wie sie ja die Betreuung in einem Sonderkindergarten bzw. einer Spezialschule für Schwerstbehinderte darstellt, oft überraschend gute Sozialanpassung erreichen.

Das Resultat der Fragebogenanalyse wird kaum überraschen. Neben ASPERGER (1968) heben zahlreiche Autoren die größere Bereitschaft mongoloider Kinder hervor, die Gesten und Handlungen Erwachsener nachzuahmen. Der sehr signifikante Unterschied bei Frage 22 scheint diese Ansicht zu bekräftigen.

Der signifikante Unterschied bei den Fragen 16, 17 und 32 läßt auf eine größere Selbständigkeit mongoloider Kinder schließen. Auf die Frage 38 möchte ich nicht näher eingehen, da aus Randbemerkungen zahlreicher Eltern ersichtlich war, daß von vielen diese Frage nicht richtig beantwortet wurde.

Ein sehr signifikanter Unterschied zeigt sich auch bei der Frage 43 „Liest aus eigenem Antrieb". Wir wissen, daß das mongoloide Kind sehr wohl imstande ist, nachahmend Schreiben und Lesen zu erlernen (KÖNIG 1959, ASPERGER 1968).

Die Ergebnisse der VSMS mögen zeigen, daß eine mit „liebevoller Konsequenz" durchgeführte Erziehung mongoloider Kinder, bei der das körperliche Training zum Erlernen der wichtigsten motorischen Fähigkeiten, das selbständige Essen und die Förderung des Sozialkontaktes im Mittelpunkt stehen, auf fruchtbaren Boden fällt (RETT A.).

Problematisch ist die Tatsache, daß mongoloide Kinder bedeutend häufiger Sprachstörungen aufweisen als andere hirngeschädigte Kinder. Es zeigte sich, daß dadurch nicht nur die Entfaltung der vorhandenen intellektuellen Fähigkeiten stark gehemmt wird, sondern auch die beeinträchtigte sprachliche Kommunikation im Jugendalter zu schweren seelischen Störungen beiträgt.

Es ist daher äußerst notwendig, neben einem früh einsetzenden Training der motorischen Fähigkeiten, die ja die Voraussetzungen für die Entwicklung der Sprache bilden, durch einen gezielten Sprachunterricht eventuell auftretende Sprachstörungen zu beseitigen.

Musikalität

Um für die vorliegende Fragestellung eine zufriedenstellende Antwort zu finden, mußte ein neues Verfahren gefunden werden, das die Anforderungen erfüllte, die ein Test für oligophrene Kinder voraussetzt. Die bereits standardisierten Musikalitätstest wurden in einem Vortest auf ihre Verwendbarkeit geprüft, erwiesen sich aber als ungeeignet, da sie ein hohes Maß an Abstraktionsvermögen voraussetzen, das bei mongoloiden bzw. schwer hirngeschädigten Kindern nicht vorhanden ist.

Der neukonzipierte Test zur Prüfung der Ansprechbarkeit für Musik und Rhythmus. bestand aus 3 Subtests:

1. Gedächtnis für Melodien
2. Rhythmisches Gefühl
3. Gedächtnis für Rhythmen.

Im ersten Teil der Musikalitätsuntersuchung sollte festgestellt werden, ob mongoloide Kinder bei einer Prüfung der musikalischen Begabung bessere Resultate erreichen als nicht-mongoloide oligophrene Kinder auf gleichem Intelligenzniveau.

Der Versuch fand unter denselben Bedingungen statt wie die Intelligenzuntersuchung.

In einer zweiten Untersuchung ging es darum, inwieweit mongoloide Kinder die Leistungen normalintelligenter erreichen. Zu diesem Zweck wurde eine Gruppe von 10 normalintelligenten ($\overline{IQ} = 101$) Kinder ausgewählt, denen je ein mongoloides der gleichen Altersstufe zugeordnet wurde.

Die musikalische Begabung der normalintelligenten Kinder wurde mit demselben Verfahren geprüft, wie es bei der mongoloiden Gruppe angewendet wurde.

Darüber hinaus wurde eine Gruppe von 10 normalbegabten Kindern mit einer Gruppe von 10 mongoloiden Kindern nach dem Intelligenzalter parallelisiert. Auch diese Gruppe wurde der Musikalitätsuntersuchung unterzogen.

Auswertung und Ergebnisse der Musikalitätsuntersuchungen

Versuch I

Tabelle 6. *Mittelwertsvergleich über alle Gruppen* (Gesamttest)

Gruppe	Differenz	$\overline{D}$	s_D	df	t	t krit. 5%	t krit. 1%
I/II/III/IV	M-NM	1,44	0,64	46	2,21	2,02	2,70

Tabelle 7. *Mittelwertsvergleich über alle Altersgruppen* (Subtest 2 u. 3).

I/II/III/IV	M-NM	1,297	0,48	46	2,702	2,02	2,70

Vergleicht man die Mittelwerte über alle Gruppen, zeigt sich, daß die mongoloide Gruppe im Musikalitätstest signifikant besser abschneidet. Noch deutlicher zeigt sich der Unterschied, überprüft man nur die im rhythmischen Teil erzielten

Werte. Der t-Test über alle Gruppen ergibt hier einen *hochsignifikanten* Unterschied (Tab. 7).

Versuch II

Tabelle 8. *Mittelwertsvergleich der mongoloiden und der normalbegabten Gruppe*
(parallelisiert nach dem Intelligenzalter)

Differenz	$\overline{\text{D}}$	$s_{\overline{\text{D}}}$	df	t	t krit. 5%	t krit. 1%
MO-Nbg.	2,2	0,59	9	3,72	2,26	3,25

Tabelle 9.

Nbg.-Mo	1,8	0,48	9	3,75	2,26	3,25

Tabellen 8 u. 9 zeigen, daß die mongoloide Gruppe im Musiktest signifikant besser abschneidet als die normalbegabte Vergleichsgruppe mit gleichem Intelligenzalter, gegenüber einer normalbegabten Gruppe mit gleichem Lebensalter sehr signifikant schlechtere Ergebnisse erzielt.

Interpretation der Ergebnisse

Wenn in dieser Arbeit die „Musikalität" mongoloider Kinder untersucht wird, möchte ich diesen Begriff als Ansprechbarkeit für Musik und Rhythmus verstanden wissen.

Daß der von mir konzipierte Musikalitätstest die musikalische Ansprechbarkeit oligophrener Kinder nicht erschöpfend prüfen kann, liegt auf der Hand. Zu gering waren hier die zur Verfügung stehenden Mittel. Diese Arbeit könnte jedoch der Anstoß für weitere Untersuchungen auf diesem Gebiet sein.

Dennoch sollen die Ergebnisse einen Beitrag zur Diskussion über die Musikalität mongoloider Kinder bilden.

Die Ansprechbarkeit mongoloider Kinder für Musik und Rhythmus ist signifikant höher als bei einer gleichintelligenten Vergleichsgruppe. Besonders auf rhythmischen Gebiet können wir erkennen, daß das mongoloide Kind in der Gruppe der hirngeschädigten Kinder eine Sonderstellung einnimmt. Denn hier ist der Unterschied sehr signifikant. Daß dieses Ergebnis kein Zufall ist, beweist der Vergleich mit normalbegabten Kindern gleichen Intelligenzalters. Auch hier schneiden mongoloide Kinder signifikant besser ab. Inwieweit hier entwicklungspsychologische Momente eine Rolle spielen, kann aufgrund der zu geringen Stichprobenzahl nicht geklärt werden. Die Gegenüberstellung der Leistungen mongoloider Kinder zu jenen von normalbegabten Kindern gleichen Lebensalters zeigt sehr deutlich die Überlegenheit normalbegabter Kinder.

Sehr wichtig erscheint in diesem Zusammenhang die Feststellung RETTS

(1971), der die Bedeutung der aktiven Ausübung von Musik in einfachster Form für alle sprachgebundenen Leistungen hervorhebt. Für das sprachgestörte Kind könnte eine Musiktherapie eine außerordentliche Hilfe sein, um durch die verbesserte Sprache das Sozialverhalten positiv zu beeinflussen und so die autistische Einengung im Alter zu mildern.

Visuelle Wahrnehmung

Hier sollte untersucht werden, ob die Fähigkeit mongoloider Kinder, schneller und leichter lesen zu lernen als andere oligophrene Kinder auf eine stärker ausgeprägte visuelle Diskriminationsfähigkeit zurückzuführen ist.

Bei der Untersuchung sollten 3 Variablen der optischen Wahrnehmung mit einem neu konzipierten Verfahren geprüft werden.

1. Die Diskriminationsfähigkeit für Farben.
2. Die Diskriminationsfähigkeit für geometrische Figuren.
3. Die Diskriminationsfähigkeit für die Lagebezeichnung geometrischer Figuren.

Auswertung der Ergebnisse

Tabelle 10. *Mittelwertsvergleich über alle Gruppen*

Gruppe	Differenz	$\bar{D}$	$s_{\bar{D}}$	df	t	t krit. 5%	t krit. 1%
I/II/III/IV	M-NM	0,43	0,42	47	1,02	2,02	2,70

Wie Tabelle 9 zeigt, sind die Unterschiede der Mittelwerte des Tests zur Überprüfung der visuellen Diskriminationsfähigkeit nicht signifikant. Die Hypothese, daß mongoloide Kinder eine bessere Diskriminationsfähigkeit für Farben, geometrische Formen und Lagebeziehung geometrischer Figuren besitzen als gleichintelligente hirngeschädigte Kinder, muß daher verworfen werden.

Dieses Ergebnis steht im Gegensatz zur Beobachtung Ch. Wunderlichs (1970), der den Mongoloiden ein besonders gutes optisches Wahrnehmungsvermögen zuspricht. Zur Erklärung der Tatsache, daß Mongoloide offenbar eine besondere Begabung für das Erlernen des Lesens zeigen, müssen also noch andere Gründe verantwortlich gemacht werden.

Literatur

Asperger, H.: Heilpädagogik, 5. Auflage, New York—Wien: Springer, 1968.
König, K.: Der Mongolismus. Stuttgart: Hippokrates, 1959.
Luer, G., R. Cohen, und W. Nauck: Eine Kurzform der Vineland-Social-Maturity-Scale für minderbegabte Kinder. Praxis der Kinderpsychologie und Kinderpsychiatrie, **3**, 101 (1966).

RETT, A.: Das hirngeschädigte Kind, Wien—München: Jugend und Volk, 1970.
— Mongolismus — heute. Pädiat. Prax. **11**, 187, München: Hans Marseille Verlag, 1972.
TERMAN, L. M., and M. A. MERILL: Stanford-Binet-Intelligenztest. Dt. Bearbeitung von H. R. Lückert, Göttingen: Hogrefe, 1965.
WUNDERLICH, CH.: Das mongoloide Kind. Stuttgart: Ferdinand Enke Verlag, 1970.

Anschrift der Verfasserin: Dr. BRIGITTE RABENSTEINER, Neurologisches Krankenhaus der Stadt Wien — Rosenhügel, Abt. f. entwicklungsgestörte Kinder, Versorgungsheimplatz 1, Pav. 17, A-1130 Wien, Österreich.

Zur psychischen Struktur des Mongolismus

Von

Monika Heumayer-Skritek

Aus dem Neurologischen Krankenhaus der Stadt Wien — Rosenhügel,
Abteilung für entwicklungsgestörte Kinder
und dem Ludwig-Boltzmann-Institut zur Erforschung kindlicher Hirnschäden, Wien,
Österreich
(Vorstand: Univ.-Prof. Dr. A. Rett)

Zusammenfassung

Es wurden 49 mongoloide und 48 nicht-mongoloide, nach Alter und Intelligenz parallelisierte Versuchspersonen ausgewählt und in Hinblick auf Intelligenzkomponenten (S-I-T), Motorik (LOS), Feinmotorik (KP), Merkfähigkeit (BA), Arbeitstempo (BS) und Gliederung des Wahrnehmungsfeldes (MZT) untersucht.

Es ergaben sich signifikante Unterschiede im S-I-T zugunsten der Nicht-Mongoloiden bei verbalen Aufgaben, im LOS zugunsten der Mongoloiden bei rhythmischen Aufgaben.

Es zeigte sich eine Tendenz zum schlechteren Abschneiden der Mongoloiden beim Arbeitstempo und der Feinmotorik.

Die Unterschiede in der Merkfähigkeit und der Gliederung der Wahrnehmung waren nicht signifikant.

Summary

On the Mental Structure of Mongolism

Forty-nine mongol and 48 non-mongol test persons of equivalent age and intelligence were selected and investigated with respect to intelligence components (S-I-T), motoricity (LOS), fine motoricity (KP), memorizing capacity (BA), working tempo (BS) and organization of the perceptual field (MZT).

There were significant differences in S-I-T in favor of non-mongols in verbal tasks and in the LOS in favor of the mongoloids in rhythmic tasks.

There was a tendency for the mongoloids to have poorer results for working tempo and fine motoricity.

The differences in capacity to memorize and organization of perception were not significant.

Die vorliegende Publikation beinhaltet experimentelle Untersuchungen der körperlichen und geistigen Leistungen mongoloider Kinder im Vergleich zu nicht-mongoloiden, entwicklungsgestörten Kindern.

1. Fragestellung und Hypothesen

Das Ziel der vorliegenden Untersuchung war es, Unterschiede bei Intelligenzkomponenten, in Motorik und Gedächtnis zwischen mongoloiden und gleichaltrigen, auf gleichem Intelligenzniveau befindlichen Versuchspersonen mit Hilfe psychologischer Testverfahren zu finden.

Es ergab sich folgende Fragestellung:

Bedingt die chromosomale Aberration der Trisomie 21 außer dem klinisch erfaßbaren Bild auch eine spezifische Störung in bestimmten psychischen meßbaren Variablen?

Gibt es einen signifikanten Unterschied im Leistungsniveau mongoloider Versuchspersonen im Vergleich zu nicht-mongoloiden, gleichaltrigen, den gleichen Schwachsinnsgrad aufweisenden Oligophrenen?

Die untersuchten psychologischen Dimensionen waren die Intelligenz, gemessen mit dem *Stanford-Binet-Intelligenztest,* die Motorik, gemessen mit der *Lincoln-Oseretzky-Motor-Development-Scale,* die Merkfähigkeit, gemessen mit dem *Befolgen von Anweisungen,* die Feinmotorik, gemessen mit dem *Kreise punktieren,* das Arbeitstempo, gemessen mit dem *Blättchen sortieren* und das Zeichnen, gemessen mit dem *Mann-Zeichen-Test.*

Die Hypothesen lauteten:

Mongoloide Versuchspersonen unterscheiden sich von gleichalten, gleichintelligenten gehirngeschädigten Versuchspersonen:

1. im Hinblick auf Komponenten der Intelligenz (wie z. B. weniger sprachliche und rechnerische Fähigkeiten)
2. im Hinblick auf ihre schlechtere Motorik und Feinmotorik
3. im Hinblick auf ihre bessere Merkfähigkeit
4. im Hinblick auf das langsamere Arbeitstempo
5. im Hinblick auf bessere Gliederung des Wahrnehmungsfeldes beim Mann-Zeichnen.

2. Der Versuchsaufbau

2.1. Die Wahl der Versuchspersonen

Zu der Untersuchung wurden mongoloide Kinder und Jugendliche im Alter von 5—15 Jahren herangezogen, die einen Sonderkindergarten oder eine Spezialsonderschule der Stadt Wien besuchten. Unter Berücksichtigung einiger Kriterien (z. B. vorhandenes Sprachverständnis, keine schweren körperlichen Defekte etc.) wurden von 84 Mongoloiden 49 für die Untersuchung ausgewählt.

Als Vergleichsgruppe kamen gleichaltrige, gleichintelligente, nichtmongoloide Kinder und Jugendliche in Betracht, die ebenfalls einen Sonderkindergarten oder eine Spezialsonderschule besuchten. Es wurden 48 nicht-mongoloide Versuchspersonen, die verschiedene Formen einer Encephalopathie zeigten, zur Untersuchung herangezogen.

Mongoloide und Nicht-Mongoloide wurden anschließend in 4 Gruppen nach verschiedenen Altersstufen eingeteilt:

Gruppe I: 5— 7 Jährige
Gruppe II: 8—10 Jährige
Gruppe III: 11—12 Jährige
Gruppe IV: 13—15 Jährige

2.2. Die Versuchsdurchführung

Die Versuche wurden in den Sonderkindergärten und Spezialsonderschulen für Schwerstbehinderte der Stadt Wien durchgeführt. Es handelte sich durchwegs um Einzelversuche. Die Versuchspersonen saßen in einem unbenützten Klassenzimmer bzw. in einem Vorraum des Kindergartens, womit die Vertrautheit des Raumes gewährleistet war.

Zunächst wurde das mongoloide Kind mit dem Stanfort-Binet-Intelligenztest geprüft. Anschließend erfolgte die Überprüfung der Motorik mit Aufgaben aus der LOS (Lincoln-Oseretzky-Motor-Development-Scale). Dann erhielt die Versuchsperson zur Überprüfung der Merkfähigkeit die Aufgaben aus dem BA (Befolgen von Anweisungen). Daran schloß sich das Kreise punktieren (KP), das Blättchen sortieren (BS) und zum Schluß der Mann-Zeichen-Test (MZT). Dieser Versuchsaufbau wurde in allen Fällen beibehalten.

Nachdem alle mongoloiden Versuchspersonen der Überprüfung mit der gesamten Testbatterie unterzogen worden waren, wurden die nicht-mongoloiden Versuchspersonen getestet. Der Vorgang war der gleiche wie bei den Mongoloiden. Um auf die individuelle Leistungsfähigkeit der Kinder Rücksicht zu nehmen, wurde nur solange getestet, bis die Versuchsperson Ermüdungserscheinungen zeigte. Danach wurde der Versuch abgebrochen und eine kurze Pause eingelegt. Genügte diese Pause nicht, um die Ermüdung zu beseitigen, wurde der Versuch erst am nächsten Tag wieder fortgesetzt.

3. Die Testverfahren

3.1. Der Stanford-Binet-Intelligenztest

Die Problematik der bisher im deutschen Sprachgebiet eingeführten Testverfahren zur Überprüfung der Intelligenz liegt darin, daß sie nur bei geistig normal entwickelten Kindern eine ausreichende Differenzierungsfähigeit besitzen. Die Ansprüche, die an ein Testmaterial für geistig behinderte Kinder gestellt werden, sind: kein großer Materialaufwand, der die Kinder zu sehr von der Aufgabenlösung ablenkt, einfache Handhabung für den Versuchsleiter, um die Untersuchung nicht unnötig lange auszudehnen, d. h.: die einzelnen Testaufgaben müssen abwechslungsreich, ansprechend und in kurzer Zeit zu lösen sein.

Als geeignetes Testverfahren bot sich daher der *Stanford-Binet-Intelligenztest (S-I-T)* von Terman und Merrill in der deutschen Bearbeitung von Lückert (1965) an. Der S-I-T ist vor allem als Hilfsmittel für Sonderschullehrer und

Schuljugendberater gedacht. Der Nachteil des Verfahrens liegt in einer Bevorzugung des sprachlichen Bereichs.

Die Berechnung: Die Aufgaben aller Altersklassen schließen die vorhergegangene Entwicklungsstufe mit ein. Zur Berechnung des Intelligenzalters wird bis zum 6. Lebensjahr jede der 6 Aufgaben der Altersklasse mit 1 Monat, vom 6. bis zum 14. Lebensjahr mit 2 Monaten gleichgesetzt. Zur Feststellung des Intelligenzalters werden der Versuchsperson die Werte der Aufgaben (bzw. die entsprechenden Jahre und Monate) angerechnet, die über der Stufe liegen, bei der alle Aufgaben gelöst wurden. Der Intelligenz-Quotient (IQ), ist der Quotient, der sich aus der Division des Intelligenzalters (IA) durch das Lebensalter (LA) ergibt.

$$IQ = \frac{\text{Monate des IA}}{\text{Monate des LA}} \times 100$$

3.2. Die Testbatterie für geistig behinderte Kinder (TBGB)

Die Untersuchungen, die zur Zusammenstellung der TBGB führten, wurden in den Jahren 1963 bis 1968 am Psychologischen Institut der Universität Hamburg unter der Leitung von C. BONDY durchgeführt. Die Testbatterie besteht aus 6 Verfahren, die auch einzeln angewendet werden können und einem ergänzenden Fragebogen zur Erfassung der sozialen Reife. Die Testbatterie ist für geistig behinderte Kinder im Alter von 7—12 Jahren standardisiert worden.

Für die vorliegende Untersuchung wurden folgende Einzeltests der TBGB ausgewählt:

a) Hamburger Version der Lincoln-Oseretzky-Motor-Development-Scale (LOS).

b) Das Befolgen von Anweisungen (BA)

c) Kreise punktieren (KP).

a) Hamburger Version der Lincoln-Oseretzky-MotorDevelopment-Scale (LOS)

Diese Skala zur Erfassung des motorischen Entwicklungsstandes geht auf eine von OSEREZKY (1925, 1931) entworfene Untersuchung zurück. Mit z. T. aus neurologischen Prüfungen übernommenen Aufgaben soll eine Messung der motorischen Begabung bzw. Befähigung erreicht werden, wobei sowohl Aussagen über den allgemeinen motorischen Entwicklungsstand wie über die Entwicklung einzelner Bewegungskomponenten möglich sein sollen. Die vorliegende Hamburger Version der LOS stützt sich auf eine 1955 erfolgte Revision der Skala durch SLOAN und auf deren Übertragung ins Deutsche durch WEGENER (1960). Die Hamburger Version hat in mehreren Untersuchungen eine gute Differenzierungsfähigkeit zwischen verschiedenen Gruppen von geistig behinderten Kindern erkennen lassen. Von BONDY, COHEN, EGGERT und LÜER wurde 1969 der Versuch einer Vereinfachung unternommen. Die einzelnen Aufgaben wurden bei Lösung innerhalb einer bestimmten Zeitgrenze nur noch einheitlich mit einem Punkt bewertet. Nach den errechneten Schwierigkeitsindizes der Aufgaben wurde eine neue Reihenfolge der Aufgaben von der leichtesten bis zur schwersten berechnet. Der Test war in der neuen Reihenfolge der Aufgaben leichter durchzuführen und die Leistungsgrenzen der Versuchspersonen leichter zu erkennen.

b) Befolgen von Anweisungen (BA)

Dieser Test soll Merkfähigkeit, wie auch Motivation und Mitarbeitsbereitschaft überprüfen. Obwohl die Grundidee des Tests vom *Culture-Free-Intelligence-Test* stammt, hat der hier verwendete Test BA mit dem IPAT-Test nichts gemeinsam. BA ist in Anlehnung an den Untertest „Following directions" des „The Cultural Fair Intelligence Test" von CATTELL Scale 1 konstruiert worden. Er umfaßt mehr (insgesamt 20) und einfachere Items als der genannte Test.

Die Bewertung: Für jede vollständig ausgeführte Anweisung erhält das Kind einen Punkt. Die Aufgabenstellung besteht darin, daß das Kind vom Versuchsleiter einfache Anweisungen erhält, die es erfüllen muß. Das Testmaterial besteht aus: 1 Puppenkoffer mit Deckel, 1 Puppe, 1 Stoffbären und 1 Plastikauto.

c) Kreise punktieren (KP)

Dieser Test ist in der Literatur unter dem Namen „Dotting" gut bekannt. Die hier vorliegende Form ist eine Entwicklung, die speziell für die Untersuchungsgruppe geistig behinderter Kinder gestaltet wurde.

Erfaßt wird mit diesem Test in erster Linie Feinmotorik und feinmotorische Koordination, wobei dieser Aspekt des Verhaltens relativ unabhängig von dem Teil der motorischen Gesamtentwicklung ist, der durch den Test LOS erfaßt wird. Die Anzahl der in der Zeiteinheit punktierten Kreise kann auch ein Hinweis auf das persönliche Tempo des Untersuchten geben.

Die Bewertung: Punktwert ist die Anzahl der in 120 Sekunden punktierten Kreise. Punktiert das Kind alle Kreise in weniger als 120 Sekunden, berechnet sich der Punktwert nach der Formel:

$$P = \frac{R \times 120}{Z} \qquad \begin{array}{l} R = \text{Anzahl der punktierten Kreise} \\ Z = \text{Zeit, die dazu benötigt wurde, in Sekunden.} \end{array}$$

3.3. Blättchen sortieren (BS)

Dieser Test wurde in etwas abgeänderter Form aus dem *„Kleinkindertest"* von BÜHLER und HETZER übernommen. Er wird dort für Kinder von 3 Jahren als Maß für die soziale Reife verwendet und ist besonders instruktiv im Hinblick auf die Aufgabewilligkeit und die Arbeitsweise des Kindes.

Bewertung: Es wurde die Zeit gemessen, die das Kind zum Sortieren von 100 roten und 100 weißen unsortierten Blättchen benötigte.

3.4. Der Mann-Zeichen-Test (MZT)

Als Verfahren zur Überprüfung von Unterschieden zwischen Zeichnungen Mongoloider und Nicht-Mongoloider wurde der MANN-ZEICHEN-TEST (MZT) von ZILER (1958) in detail-statistischer Auswertung gewählt.

Die Arbeiten am MZT wurden im Jahre 1949 begonnen, in Anlehnung an den „Man-drawing-test" von GOODENOUGH (1926). Es entstand eine erste Tabelle für die Bewertung der Mannzeichnungen. Nach weiteren Überarbeitungen entstand dann eine endgültige Punktetabelle, die das Zeichenmaterial nach typischen und klar unterscheidbaren Einzelteilen bewertet. Diese Details sind durch ihre ansteigende Häufigkeit wesentlich für die Berechnung eines Mann-Zeichen-Alters. Es wurden alle Punkte ausgeschieden, die einen subjektiven Wertungsfaktor enthielten. In seiner jetzigen Form überprüft der Test, wie ein Kind den Menschen sieht und sein Wahrnehmungsfeld gliedert, aber nicht, wie es in ästhetischem Sinne zeichnet.

Bewertung: Zur Berechnung einer Mann-Zeichnung wird festgestellt, wieviele Punkte der Tabelle die Zeichnung enthält. Die Punktezahl wird durch 4 geteilt, denn 4 Punkte gelten als 1 Jahr Mann-Zeichen-Alter (MZA). Zur Berechnung des Mann-Zeichen-Quotienten (MZQ) wird das MZA durch das Lebensalter dividiert und das Ergebnis mit 100 multipliziert.

4. Die Ergebnisse und ihre Auswertung

4.1. Die Ergebnisse der Intelligenzprüfung

Maßzahl war die Anzahl der richtig gelösten Aufgaben pro Testreihe. Daraus wurde das Intelligenzalter und anschließend der Intelligenzquotient berechnet. Die Werte der Intelligenzquotienten wurden parallelisiert. Die Mittelwerte und Abweichungen vom Mittelwert wurden berechnet und mit dem t-Test für abhängige Stichproben die Signifikanz der Mittelwertsdifferenzen überprüft. Die Anzahl der einzelnen gelösten Testaufgaben bei Mongoloiden und Nicht-Mongoloiden wurde errechnet und die Häufigkeit mit dem Chi²-Test untersucht.

Mittelwertsvergleich der Intelligenzquotienten innerhalb der einzelnen Gruppen (t-Test für abhängige Stichproben):

Gruppen	D	s_D	df	t	t krit 5%	t krit 1%
Gruppe I	0,181	2,36	20	0,076	2,086	2,845
Gruppe II	1,000	1,51	22	0,662	2,074	2,819
Gruppe III	0,077	1,74	24	0,040	1,711	2,797
Gruppe IV	0,583	2,55	22	0,227	2,074	2,819

Mittelwertsvergleich der Intelligenzquotienten über alle Gruppen:

Gruppen	D	s_D	df	t	t krit 5%	t krit 1%
I—IV	0,333	1,55	94	0,212	1,984	2,626

Die Mittelwertsunterschiede innerhalb der einzelnen Gruppen und über alle Gruppen sind nicht signifikant.

Lösungshäufigkeit der einzelnen Testaufgaben: Unterschiedliche Häufigkeit der von Mongoloiden und Nicht-Mongoloiden gelösten Testaufgaben überprüft mit dem Chi²-Test.

Aufgabe Nr.	berechnetes Chi^2	Chi^2 krit 5%	Chi^2 krit 1%	df
Die 1. Hälfte des 4. Lebensjahres 3;0—3;6.				
3	5,083	3,841	6,635	1
Die 2. Hälfte des 4. Lebensjahres 3;6—4;0				
4	7,768	3,841	6,635	1
Die 1. Hälfte des 5. Lebensjahres 4;0—4;6				
6	3,867	3,841	6,635	1
Die 2. Hälfte des 5. Lebensjahres 4;6—5;0				
6	3,883	3,841	6,635	1

Komponenten der Intelligenz: Signifikanzprüfung der Häufigkeiten der gelösten Aufgaben, die verbale Fähigkeit erfordern:

Testreihe	berechnetes Chi^2	Chi^2 krit 5%	Chi^2 krit 1%	df
alle verbalen Aufgaben	7,037	3,841	6,635	1

Signifikanzprüfung der Häufigkeiten der gelösten Aufgaben mit Zahlenbegriff:

Testreihe	berechnetes Chi^2	Chi^2 krit 5%	Chi^2 krit 1%	df
Aufgaben mit Zahlenbegriff	0,381	3,841	6,635	1

Zusammenfassung der Ergebnisse der Intelligenzuntersuchung

Vergleicht man die Anzahl der gelösten Aufgaben der mongoloiden Vp. mit der der Nicht-Mongoloiden, so findet man signifikante Unterschiede bei:

1. Reihe 3;0—3;6, Aufgabe 3: Ballvergleich
2. Reihe 3;6—4;0, Aufgabe 4: Sätze wiederholen
3. Reihe 4;0—4;6, Aufgabe 6: Zahlen wiederholen
4. Reihe 4;6—5;0, Aufgabe 6: Rechteck zusammensetzen

Bei allen diesen Aufgaben schnitten die Mongoloiden signifikant schlechter ab als die Vergleichsgruppe.

Bei Überprüfung einzelner Intelligenzkomponenten ergab sich ein schlechteres Abschneiden der Mongoloiden bei Aufgaben mit verbaler Anforderung. Es ergaben sich keine signifikanten Unterschiede zwischen Mongoloiden und der Vergleichsgruppe hinsichtlich der rechnerischen Aufgaben.

4.2. *Die Ergebnisse der Lincoln-Oseretzky-Motor-Development-Scale*

Maßzahl war die Anzahl der richtig durchgeführten Aufgaben. Die Maßzahlen der mongoloiden und nicht-mongoloiden Vp. wurden paarweise geordnet.
Die Zuordnung der Maßzahlen ergab sich durch die vorangegangene Parallelisierung mit dem Intelligenzalter. Die Mittelwerte und die Abweichungen vom Mittelwert wurden berechnet. Die Signifikanz der Mittelwertsdifferenzen zwischen Ver-
suchs- und Vergleichsgruppe wurde mit dem t-Test für Parallelstichproben überprüft. Die unterschiedliche Häufigkeit der gelösten Testaufgaben beider Gruppen
wurde mit dem Ch^2-Test untersucht.

Mittelwertsvergleich innerhalb der Gruppen bei der LOS (t-Test)

Gruppen	D	SD	df	t	t krit 5%	t krit 1%
Gruppe I	1,200	0,813	9	1,476	2,262	3,250
Gruppe II	2,500	0,701	11	3,566	2,201	3,106
Gruppe III	1,750	0,933	11	1,762	2,201	3,106
Gruppe IV	1,600	0,765	9	2,091	2,262	3,250
Mittelwertsvergleich über alle Gruppen						
I—IV	1,796	0,409	43	4,391	2,017	2,696

Signifikanzprüfung der Häufigkeiten der gelösten Aufgaben mit Chi^2 in der
LOS:

Aufgaben Nr.	berechnetes Chi^2	Chi^2 krit 5%	Chi^2 krit 1%	df
4	7,574	3,841	6,635	1
9	12,814	3,841	6,635	1
16	6,351	3,841	6,635	1
1—16	18,573	3,841	6,635	1

$N_{Mong.} = 46$, $N_{Vergl.} = 44$.

Zusammenfassung der Ergebnisse: Vergleicht man die Mittelwerte zwischen
den einzelnen Gruppen, os ist der Unterschied bei Gruppe II signifikant. Der
Unterschied der Gesamtmittelwerte ist sehr signifikant. Die mongoloiden Vp.
lösten insgesamt signifikant mehr Aufgaben als die nicht-mongoloiden Vp. Betrachtet man die Signifikanzprüfung der Häufigkeiten der gelösten Aufgaben,
(Chi^2-Test), so zeigt sich folgendes: Die Mongoloiden lösten folgende Aufgaben
signifikant häufiger: Aufgabe Nr. 4: Rhythmisches Klopfen mit Fingern und

Füßen, Aufgabe Nr. 9: Hände öffnen und schließen, Aufgabe Nr. 16: Kreise in die Luft schreiben. Insgesamt ergab sich ein sehr signifikanter Unterschied in der Lösung der Aufgabenhäufigkeit zugunsten der mongoloiden Vp.

4.3. Die Ergebnisse des Befolgen von Anweisungen (BA)

Maßzahl war die Anzahl der richtig befolgten Anweisungen. Die Maßzahlen der mongoloiden und nicht-mongoloiden Vp. wurden paarweise geordnet. Die Zuordnung der Maßzahlen ergab sich durch die vorangegangene Parallelisierung mit dem Intelligenzalter. Die Mittelwerte und die Abweichungen vom Mittelwert wurden berechnet. Die Signifikanz der Mittelwertsdifferenzen zwischen Versuchs- und Vergleichsgruppe wurde mit dem t-Test für Parallelstichproben überprüft. Die unterschiedliche Häufigkeit der gelösten Testaufgaben beider Gruppen wurde mit dem Chi^2-Test überprüft.

Mittelwertsvergleich innerhalb der Gruppen beim BA (t-Test)

Gruppen	D	s_D	df	t	t krit 5%	t krit 1%
Gruppe I	0,900	1,93	9	0,466	2,262	3,250
Gruppe II	0,333	1,33	11	0,248	2,201	3,106
Gruppe III	1,500	1,26	11	1,190	2,201	3,106
Gruppe IV	1,637	2,04	10	0,799	2,228	3,169

Mittelwertsvergleich über alle Gruppen:

Gruppen	D	s_D	df	t	t krit 5%	t krit 1%
Gruppe I—IV	0,111	0,76	44	0,146	2,013	2,688

Die Mittelwertsunterschiede zwischen den einzelnen Gruppen und über alle Gruppen sind nicht signifikant.

Die Unterschiede der Häufigkeiten der gelösten Aufgaben (gemessen mit Chi^2-Test) waren nicht signifikant.

4.4. Die Ergebnisse des Kreise punktieren (KP)

Im Verlauf der Unterschung zeigte sich, daß die Kinder der Gruppe I nicht imstande waren, diese Aufgabe zu lösen. So wurde davon abgesehen, die Ergebnisse der 5—7jährigen zu bewerten.

Maßzahl war die Anzahl der punktierten Kreise in der Zeit von 120 Sekunden. Die Maßzahlen der mongoloiden und nicht-mongoloiden Vp. wurden paarweise geordnet. Die Mittelwerte und Abweichungen vom Mittelwert wurden berechnet. Die Signifikanz der Mittelwertsdifferenzen zwischen Versuchs- und Vergleichsgruppe wurde mit dem t-Test für Parallelstichproben überprüft.

Mittelwertsvergleich zwischen den Gruppen bei KP (t-Test)

Gruppen	D	s$_D$	df	t	t krit 5%	t krit 1%
Gruppe II	5,545	5,01	10	1,105	2,228	3,169
Gruppe III	1,917	6,63	11	0,289	2,201	3,106
Gruppe IV	5,750	5,41	11	1,062	2,201	3,106
Mittelwertsvergleich über alle Gruppen:						
Gruppe II—IV 0,428		3,33	34	0,126	2,032	2,728

Die Unterschiede der Mittelwerte bei den einzelnen Gruppen und auch über alle Gruppen sind nicht signifikant.

4.5. Die Ergebnisse des Blättchen sortieren (BS)

Maßzahl war die Anzahl der Minuten, die die Vp. benötigte, um alle Blättchen zu sortieren. Die Maßzahlen der mongoloiden und nicht mongoloiden Vp. wurden paarweise geordnet. Die Mittelwerte und Abweichungen vom Mittelwert wurden berechnet. Die Signifikanz der Mittelwertsdifferenzen zwischen Versuchs- und Vergleichsgruppe wurde mit dem t-Test für Parallelstichproben überprüft.

Die Mittelwertsunterschiede zwischen den einzelnen Gruppen beim BS

Gruppen	D	s$_D$	df	t	t krit 5%	t krit 1%
Gruppe I	0,857	2,83	6	0,300	2,447	3,707
Gruppe II	1,273	2,31	10	0,549	2,228	3,169
Gruppe III	2,615	1,13	12	2,309	2,179	3,055
Gruppe IV	0,084	1,12	11	0,075	2,201	3,106
Mittelwertsvergleich über alle Gruppen:						
Gruppe I—IV 1,232		0,86	42	1,430	2,017	2,696

Der Mittelwertsvergleich bei Gruppe III ist auf dem 5% — Niveau signifikant.

Der Mittelwertsvergleich über alle Gruppen zeigt keinen signifikanten Unterschied.

4.6. Die Ergebnisse des Mann-Zeichen-Tests (MZT)

Maßzahl war die Anzahl der Punkte der fertiggestellten Zeichnung, bewertet nach der Punktetabelle. Daraus wurde das Mann-Zeichen-Alter und anschließend der Mann-Zeichen-Quotient berechnet. Die Maßzahlen des Mann-Zeichen-Quotienten der mongoloiden und nicht-mongoloiden Versuchspersonen wurden paarweise geordnet. Die Mittelwerte und Abweichungen vom Mittelwert wurden ermittelt. Die Signifikanz der Mittelwertsdifferenzen zwischen Versuchs- und Vergleichsgruppe wurde mit dem t-Test für Parallelstichproben überprüft.

Mittelwertsvergleich zwischen den einzelnen Gruppen im MZT (t-Test)

Gruppen	D	S_D	df	t	t krit 5%	t krit 1%
Gruppe I+II	1,333	3,57	8	0,372	2,306	3,355
Gruppe III	1,083	3,53	11	0,305	2,201	3,106
Gruppe IV	0,429	4,37	6	0,098	2,447	3,707
Mittelwertsvergleich über alle Gruppen:						
Gruppe I—IV	0,786	2,27	27	0,345	2,052	2,771

Die Mittelwertsunterschiede zwischen den Gruppen und über alle Gruppen sind nicht signifikant.

5. Diskussion

Die Ergebnisse weisen darauf hin, daß Unterschiede bei verschiedenen Komponenten der Intelligenz zwischen mongoloiden und nicht-mongoloiden, gleichaltrigen und gleichintelligenten Versuchspersonen bestehen. Diese Unterschiede betreffen vor allem den sprachlichen Bereich. Mongoloide schnitten signifikant schlechter bei Items ab, die eine gewisse sprachliche Fähigkeit voraussetzen.

Von den Aufgaben im *Stanford-Binet* wurde das Item „Ballvergleich" von mongoloiden Versuchspersonen häufiger nicht gelöst, da ihnen die Begriffe „größer — kleiner" nicht so geläufig waren wie der Vergleichsgruppe. Die Lösung der Aufgaben „Sätze wiederholen" und „Zahlen wiederholen" scheiterte bei den mongoloiden Versuchspersonen an der sprachlichen Wiedergabe. Viele von ihnen hatten eine nur mangelhaft ausgebildete Sprache, es lagen auch häufig Sprachstörungen, wie Stottern, Stammeln und Poltern vor. Das schlechtere Abschneiden der Mongoloiden bei der Aufgabe „Rechteck zusammensetzen" ist sowohl auf die mangelnde Abstraktionsfähigkeit zurückzuführen, als auch darauf, daß die meisten von ihnen schon den Sinn der Instruktion nicht verstanden.

Die Überprüfung aller Items mit verbalen Anforderungen ergab dann auch insgesamt ein schlechteres Abschneiden der Mongoloiden. Dieses Ergebnis stimmt auch mit den in der Literatur angeführten schlechten sprachlichen Fähigkeiten der Mongoloiden überein (RETT A. 1971). Dagegen ergaben sich keine signifikanten Unterschiede zwischen Mongoloiden und der Vergleichsgruppe hinsichtlich der rechnerischen Aufgaben im *Stanford-Binet*. Beide Gruppen erreichten einen Zahlenbegriff, der im Bereich von 1—10 liegt.

Hinsichtlich der Motorik zeigten die mongoloiden Versuchspersonen signifikant bessere Ergebnisse als die Vergleichsgruppe, soweit sie die Aufgaben aus der *Lincoln-Oseretzky-Motor-Development-Scale* betrafen. Dies steht scheinbar im Widerspruch zu der allgemein in der Literatur zitierten Hypotonie der Muskulatur und der damit verbundenen Beeinträchtigung der Motorik der Mongoloiden.

Betrachtet man aber die Items, die offensichtlich den signifikanten Unterschied hervorrufen, so stellt sich heraus, daß allen diesen Aufgaben eine gewisse rhythmische Bewegung eigentümmlich ist. Solche Items wurden von den mongoloiden Versuchspersonen auch lieber gelöst als Gleichgewichts- oder Geschicklichkeitsübungen. Mongoloide Versuchspersonen fanden bei den Aufgaben „Rhythmisches Klopfen", „Hände öffnen und schließen", und „Kreise in die Luft schreiben" den Rhythmus der Bewegung schneller und behielten ihn auch länger bei als die Versuchspersonen der Vergleichsgruppe.

Dieses Ergebnis stimmt mit den Erkenntnissen anderer Autoren wie Rett A., Asperger H. und Shuttleworth überein, die die Vorliebe des Mongoloiden für Rhythmus und seine spezifische Begabung für rhythmische Betätigung hervorheben. In diesem Zusammenhang muß auch die Neigung des Mongoloiden zu Bewegungssterotypien, insbesondere die Neigung zu Schaukelsterotypen erwähnt werden, die aus derselben Wurzel wie die rhythmische Begabung stammen könnte.

Die Ergebnisse aus dem Test *Kreise punktieren* zeigten insgesamt keine signifikanten Unterschiede zwischen Mongoloiden und der Vergleichsgruppe. Auffällig ist, daß die Mittelwerte der Mongoloiden bei der ersten Gruppe (den jüngeren Versuchspersonen) höher liegen, als die der Vergleichsgruppe. Mit zunehmendem Alter wird aber der Zuwachs bei den mongoloiden Vp. geringer. Der Leistungszuwachs nimmt bei ihnen im Laufe des Alterungsprozesses im Gegensatz zu der Vergleichsgruppe ab. Die Ergebnisse sind möglicherweise deshalb nicht signifikant, da nur Kinder und keine älteren Vp. untersucht wurden. Es wäre von Interesse, den mongoloiden Jugendlichen nach der Pubertät und den mongoloiden Erwachsenen zu untersuchen.

Die Mittelwertsunterschiede beim *Befolgen von Anweisungen,* das die Merkfähigkeit überprüfen sollte, waren nicht signifikant. Es ergab sich in dieser Untersuchung kein Hinweis darauf, daß Mongoloide bessere Gedächtnisleistungen vollbringen als vergleichbare Nicht-Mongoloide. Doch stellt dieser Test auch eine große Anforderung an die Motivation und Mitarbeitsbereitschaft der Versuchspersonen, sodaß er nicht nur als eine Überprüfung der Merkfähigkeit gelten kann.

Bei der Durchführung der Aufgabe *Blättchen sortieren* waren die Mongoloiden im Durchschnitt etwas langsamer als die Vergleichsgruppe. Ein siggnifikanter Unterschied zeigte sich aber nur bei Gruppe III. Der Grund für dieses langsame Arbeitstempo liegt möglicherweise in der unrationellen Arbeitsweise der Mongoloiden. Sie konnten den Arbeitsvorgang nicht organisieren, sondern sortierten jedes Blättchen einzeln ein.

Die Ergebnisse des *Mann-Zeichen-Tests* weisen auf keine signifikanten Unterschiede zwischen den mongoloiden und den nicht-mongoloiden Versuchspersonen hin. Die Mittelwertsdifferenzen zwischen den Gruppen waren in keinem Fall signifikant. 18 der insgesamt 28 Mongoloiden wiesen bei der Mann-Zeichnung gewisse Rhythmisierungstendenzen auf. Sie zeichneten ohne Aufforderung ein Männchen ums andere, wobei eine Zeichnung der anderen genau glich. Es schien, als ob sie nach einem einmal erkannten und erlernten Schema alle anderen Zeichnungen in ununterbrochener Reihenfolge anfertigten und ihnen diese Produktionen große Freude bereiteten. Möglicherweise spielen dabei auch die Stereotypietendenzen der Mongoloiden, die sich schon bei der Prüfung mit der LOS zeigten, eine Rolle.

Schlußfolgerungen aus diesen Ergebnissen wären vor allem für die frühkindliche Entwicklung des mongoloiden Kindes zu ziehen. Eine möglichst früh einsetzende Erziehung müßte darauf abzielen, die Entwicklung der aktiven Sprache zu fördern. So fordert auch RETT A. die konsequente Einhaltung des Zeitplanes, nämlich den rechtzeitigen Erwerb des freien Gehens und der Sprache.

Literatur

ASPERGER, H.: Heilpädagogik, 5. Aufl. Wien, New York: Springer-Verlag, 1968.

BONDY, C., R. COHEN, D. EGGERT, und G. LÜER: Testbatterie für geistig behinderte Kinder. Herausgegeben von K. Ingenkamp, Weinheim. Berlin, Basel: Verlag J. Beltz, 1969.

BÜHLER, CH., H. HETZER: Kleinkindertests. Leipzig: J. A. Barth, 1932.

CATTEL, R. B.: The IPAT Culture Free (or Fair) Intelligence Test (a measure of „g"). Champaign, Ill., 1960.

GOODENOUGH, F. L.: Measurement of Intelligence by Drawing. New York/Chicago 1926.

OSERETZKY, N. I.: Psychomotorik, Methoden der Untersuchung der Motorik. In: Zeitschr. f. Angewandte Psych., Bd. **57**, Leipzig 1931.

RETT, A.: Das hirngeschädigte Kind. Wien: Verlag für Jugend und Volk, 1971.

— Mongolismus heute. In: pädiat. prax., **11**, 187—194, München: 1972.

TERMAN, L. M., und M. MERRILL: Stanford-Binet-Intelligenztest (S-I-T). Deutsche Bearbeitung v. H. R. Lückert, Handanweisung, Verlag für Psychologie Dr. C. J. Hogrefe, Göttingen 1965.

WUNDERLICH, CH.: Das mongoloide Kind. Stuttgart: Ferdinand Enke Verlag, 1970.

ZILER, H.: Der Mann-Zeichen-Test (MZT) in detailstatistischer Auswertung. Münster, Westfalen: Aschendorff'sche Verlagsbuchhandlung, 1958.

Anschrift der Verfasserin: Dr. MONIKA SKRITEK, Neurologisches Krankenhaus der Stadt Wien — Rosenhügel, Abt. f. entwicklungsgestörte Kinder, Versorgungsheimplatz 1, Pav. 17, A-1130 Wien, Österreich.

Möglichkeiten und Grenzen der Erziehung geistig Behinderter

Von

H. Bach

Aus dem Pädagogischen Institut der Universität Mainz, Bundesrepublik Deutschland
(Vorstand: Prof. Dr. Heinz BACH)

Zusammenfassung

Möglichkeiten und Grenzen der Erziehung geistig Behinderter sind heute sowohl ärztlich als auch pädagogisch zu definieren. Wir meinen, daß der Arzt durch diagnostische Zurückhaltung, durch Vermeidung negativer Suggestionen, durch Beobachtung offengebliebener Möglichkeiten, durch Sorge für frühestmögliche Erziehung, durch Hinweis auf die speziellen Erziehungseinrichtungen und durch emotionelle Stabilisierung der Eltern wesentliche Voraussetzungen für eine optimale Erziehung des geistig Behinderten zu schaffen vermag. So können wesentliche Voraussetzungen geschaffen werden, die einen Erziehungserfolg in Hinblick auf eine ausreichende Integration erwarten lassen.

Summary

Possibilities and Limitations in the Education of the Mentally Handicapped

The possibilities and limitations in the education of the mentally handicapped can today be defined in both medical and pedagogical terms. We think that the physician can create essential preconditions for optimal education of a mentally handicapped child by diagnostic retience, avoidance of negative suggestions, by observation of the possibilities which remain open, by concern for education as early as possible, by informing of special educational facilities and by emotional stabilization of the parents. This is the only way of attaining a successful upbringing with respect to a sufficient integration.

Angesichts geistiger Behinderung sind die ärztlichen Möglichkeiten der Hilfe oft äußerst begrenzt, dagegen fallen dem Pädagogen die nach Umfang und Bedeutung entscheidenden Aufgaben und Lasten zu.

Die Frage nach den sonderpädagogischen Hilfen für geistig Behinderte soll im folgenden unter fünf Aspekten erörtert werden:

I. Beschreibung des Personenkreises

II. Hauptaufgaben der Erziehung geistig Behinderter

III. Erziehungsmethoden
IV. Erziehungseinrichtungen für geistig Behinderte
 V. Möglichkeiten ärztlicher Erziehungshilfe

Dabei wird — zur Vermeidung von Kompetenzschwierigkeiten — davon ausgegangen, daß der Schwerpunkt sonderpädagogischer Bemühungen durch Konzentration auf die Lernprozesse (auf Lernverhalten, Lernziele, Lernmethoden und Lerninstitutionen) gekennzeichnet ist — und nicht auf das äußere Erscheinungsbild oder den organischen Sachverhalt. Auch die Ursachen sind für den Pädagogen nur insofern von Bedeutung, als sie sichere Aussagen über das Lernverhalten und seine Beeinflußbarkeit erlauben.

I. Beschreibung des Personenkreises

Quelle mancher folgenschweren Mißverständnisse im Bereich des vorliegenden Themas ist die nicht seltene Verwechslung von Lernstörungen, Lernbehinderungen und geistiger Behinderung.

Unter Lernstörungen versteht die Sonderpädagogik heute leichtere oder behebbare Beinträchtigungen der Lernvollzüge, wie sie zum Beispiel bei jedem Grundschüler, Gymnasiasten oder Studenten gelegentlich in mehr oder minder großem Umfange auftreten können.

Lernbehinderungen dagegen sind dauernde Beeinträchtigungen des Lernvermögens von großem Gewicht und Umfang, so daß eine allgemeine Schule nicht mit ausreichendem Erfolg besucht werden kann. Der Intelligenzquotient liegt zwischen 60 ± 5 und 80 ± 5.

Als geistigbehindert werden demgegenüber diejenigen bezeichnet, die wegen der Schwere ihrer intellektuellen Beeinträchtigung eine Sonderschule für Lernbehinderte („Hilfsschule") nicht mit ausreichendem Erfolg besuchen könnten, deren Intelligenzquotient unter 60 ± 5 liegt und deren seelisch-geistige Gesamtentwicklung die Vier- bis Sechsjährigkeit auch im Erwachsenenalter nicht überschreitet. Es ist mit mindestens 0,6% geistigbehinderten Kindern und Jugendlichen je Geburtsjahrgang zu rechnen.

Ihre seelisch-geistige Entwicklung ist durch eine wesentliche Verlangsamung und relative Begrenztheit sowie durch Spontaneitätsmangel und Retardierung der einzelnen psychischen und physischen Abläufe charakterisiert — bei oft annähernd normaler körperlicher Entwicklung, die allerdings durch gesundheitliche Labilität und Beeinträchtigungen der Motorik gekennzeichnet ist.

Zu dem Personenkreis der geistig Behinderten ist auch der überwiegende Teil der Personen mit Down-Syndrom (sog. Mongoloide) zu zählen.

Auch das geistig behinderte Kind kann gut oder unzweckmäßig erzogen sein; Gehemmtheit oder Hemmungslosigkeit sind keineswegs immer Zeichen der Behinderung selbst, sondern häufig Folge von Erziehungsbedrängung (Härte, Nötigung oder Überbesorgtheit) oder von Erziehungsmangel (Verwöhnung, Resi-

gnation oder Inkonsequenz). Ihnen kommt jedoch häufig eine den Gesamtzustand
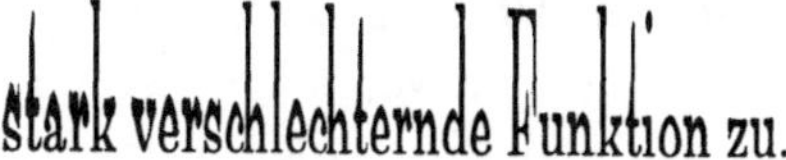
stark verschlechternde Funktion zu.

Obschon Geistigbehinderte stets in besonderer Weise unterstützungs-, hilfs-
und schutzbedürftig bleiben und ihnen eine Eheführung nicht möglich ist, können
sie doch in ihrer überwiegenden Mehrzahl zu einem befriedigenden Leben, zu weit-
gehender Einordnung und zu mechanischer Arbeit in einer Werkstatt für Behinderte geführt werden.

Der hier angebrachte realistische Optimismus ist jedoch sorgsam von
einem unverantwortlichen Illusionismus zu unterscheiden, der in laienhafter
Überschätzung der prinzipiellen Mobilität jeder Behinderung z. B. Eltern geistig
Behinderter eine Förderung bis zur Regelschule verspricht, statt durch seriöse,
fachkundige Erziehungsmaßnahmen das Erreichbare zu realisieren.

Voraussetzung hierfür ist allerdings, daß unter Absage an die überholten
Begriffe „Bildungsunfähigkeit" oder der „Spätentwicklung" eine spezielle intensive Erziehungsarbeit sofort nach Entdeckung der Behinderung beginnt.

Angesichts der diagnostischen Schwierigkeiten bei schweren intellektuellen
Beeinträchtigungen und der mit ihnen häufig einhergehenden Fehlhaltungen
empfiehlt es sich, den Grad der Behinderung zunächst in der Form der Vermutung
anzugeben und präzisere Abklärungen den unerläßlichen Erziehungsversuchen zu
überlassen.

Für den Pädagogen kommt dabei der Entdeckung der verschiedenen offengebliebenen Möglichkeitengrößere Bedeutung zu als der Aufstellung von Sym-
ptomkatalogen.

II. Hauptaufgaben der Erziehung

Es geht bei der Erziehung des geistig behinderten Kindes ebenso darum,
ihm die Welt zu erschließen und ihm wirkliche Lebenserfülltheit zu ermöglichen,
wie um die Anleitung zur Übernahme von Aufgaben und die Hinführung zu wirk-
licher Lebenstüchtigkeit.

Weder ehrgeizige Bemühungen um eine Art Bildungsabglanz noch einseitige
Erziehung zu bloßer Brauchbarkeit und Angepaßtheit erweisen sich als wünschenswert.

In diesem Zusammenhang wären auch die geistige Gesamtsituation vernach-
lässigende Leselehrbemühungen als fragwürdig abzulehnen — sofern sie nicht
darauf zielen, die differenzierten geistigen Voraussetzungen für das Lesenlernen
der alphabetischen Schrift anzubahnen.

Die Hauptaufgaben der Erziehung sind folgende: 1. Sozialerziehung (Erziehung zu Umgänglichkeit), 2. lebenspraktische Erziehung (Erziehung zu Selbständigkeit), 3. Arbeitserziehung (Erziehung zu Anstelligkeit), 4. Leibeserziehung
(Erziehung zu Körperbeherrschung), 5. Wahrnehmungserziehung (Erziehung zu
Wahrnehmungstüchtigkeit), 6. Gestaltungserziehung (Erziehung zu Darstellungs-
tüchtigkeit einschließlich Handfertigkeit), 7. Spracherziehung (Erziehung zu

Sprachtüchtigkeit), 8. Verstandeserziehung (Anbahnung einfachster Denkvollzüge), 9. Gemütserziehung (Erziehung zu gemüthafter Teilhabe), 10. religiöse Erziehung.

Darüber hinaus bedarf es bei vorliegender Gehemmtheit vor allem der Lösung durch Aufhebung von Versagungen, Einengungen und Überforderungen, bei vorliegender Hemmungslosigkeit besonders der Bindung durch beharrliche Aufgaben- und Grenzbestimmungen.

III. Methoden der Erziehung geistig Behinderter

Die Erziehungsmethoden sind auf das Lernverhalten abzustimmen — und zugleich auf dessen mögliche Verbesserung.

Die spezielle Aufnahmefähigkeit macht eine Konzentration auf das Konkrete und Lebensnotwendige erforderlich.

Das vorliegende anschauend-vollziehende Lernverhalten bedingt besondere Berücksichtigung der grob- und feinmotorischen Selbständigkeit sowie optimale Anschaulichkeit.

Wegen der Gliederungsschwäche sind Lernaufgaben in kleinsten Schritten anzubieten.

Besondere Berücksichtigung bedürfen das langsame Lerntempo und der verkürzte Spannungsbogen.

Die geringe und vorwiegend punktuelle Spontaneität bedarf der Stützung durch eindringliche und durchgängige Motivationen.

IV. Erziehungseinrichtungen

Für geistig Behinderte bedarf es folgender Erziehungseinrichtungen, die mancherorts bereits bestehen, anderwärts im Aufbau befindlich sind, in manchen Gegenden jedoch noch der entscheidenden Initiativen bedürfen:

1. Erziehungsberatungsstellen zur Beratung und Anleitung der Eltern und zur ambulanten Erziehung für geistigbehinderte Kleinkinder — gemäß der besonderen Bedeutung der Früherziehung, 2. Sonderkindergärten für 3- bis 6jährige, 3. Sonderschulen für Geistigbehinderte im schulpflichtigen Alter bis mindestens zum 18. Lebensjahr mit Verlängerungsmöglichkeit — gemäß dem Grundsatz „Je schwerer die Behinderung, desto umfänglicher der Erziehungsbedarf", 4. Werkstätten für Behinderte als Berufsausbildungstätten und als Arbeitsplatz, 5. Wohnheime für alleinstehende jugendliche und erwachsene Behinderte und 6. Anstalten für Geistigbehinderte, die aus familiären oder behinderungsbedingten Gründen nicht im Elternhaus oder Wohnheim bleiben können.

V. Möglichkeiten ärztlicher Erziehungshilfen

Wenn angesichts vorliegender geistiger Behinderung gelegentlich eine gewisse Resignation im medizinischen Bereich verständlich erscheint, so sollte doch nicht übersehen werden, daß — wenn die eigentliche Behinderung auch nicht behoben werden kann — doch neben prophylaktischen Bemühungen wesentliche ärztliche Anstrengungen namentlich hinsichtlich einer weitmöglichen Verbesserung der beeinträchtigten Funktionen, einer Behebung zusätzlicher Störungen, Erkrankungen und Leiden, einer sorgfältigen Diagnostik und medizinischen Versorgung von zusätzlichen Seh-, Hör- und Körperbehinderungen sowie einer gesamtphysischen Optimierung möglich und notwendig sind.

Daneben ist es jedoch wünschenswert, daß der Arzt auch in pädagogischer Hinsicht bestimmte Aufgaben im Sinne einer ersten Hilfe übernimmt.

Es ist eine Eigenart pädagogischer Bemühungen, daß sie nicht dem Fachpädagogen allein vorbehalten sein können, sondern stets zwangsläufig begleitet werden von erzieherisch relevanten Einflußnahmen seitens der gesamten Umwelt. Diese Einwirkungen können bewußter oder unbewußter Art und von positiver oder negativer Natur sein. Gerade im Bereiche der Behindertenpädagogik ist verständlicherweise größter Wert darauf zu legen, daß negative Erziehungseinflüsse zugunsten positiver Einwirkungen weitgehend ausgeschaltet werden.

Eine wesentliche Hilfestellung vermag hier gerade der Arzt dem Pädagogen zu geben, da der Behinderte in der Regel zuerst ihm vorgestellt wird und er mit seinen pädagogisch relevanten Äußerungen nicht selten bewußt oder unbewußt entscheidende Weichenstellungen bewirkt. Im folgenden sei das in dieser Hinsicht Wünschenswerte in sechs Grundsätzen zusammengestellt:

1. Diagnostische Zurückhaltung

Die Feststellung wenigstens eines ungefähren Grades der geistigen Behinderung ist außerordentlich schwierig. Sie ist oft erst nach mehrmonatigem, täglich längerem Umgang mit dem Geistigbehinderten möglich. Das gleiche gilt für prognostische Aussagen. Daher muß es als sachgerecht gelten, auf pseudoexakte Aussagen zu verzichten und sich auf eine diagnostische Vermutung zu beschränken, indem z. B. das seelisch-geistige Entwicklungsalter des betreffenden Kindes mit einer größeren Spielraumbreite angegeben wird, d. h. etwa bei einem achtjährigen Geistigbehinderten: seelisch-geistiger Entwicklungsstand eines Zwei- bis Dreijährigen usw.

Insbesondere sollten bloße Hypothesen vermieden werden, die das mögliche Erziehungsgeschehen von vornherein folgenschwer zu blockieren vermögen. Eine Hypothese solcher Art stellt der Begriff der sogenannten Bildungsunfähigkeit dar; mit ihm wurde über Jahrzehnte hin bei vielen Eltern eine fundamentale Resignation erzeugt, die das Maß an Bildungsfähigkeit erst faktisch radikal begrenzte.

Die erzieherisch außerordentlich bedeutsamen Voreinstellungen von Eltern werden nicht selten durch diagnostische und prognostische Äußerungen des Arztes in positiver wie in negativer Weise entscheidend beeinflußt.

Darum ist es in erzieherischer Hinsicht wünschenswerter, wenn statt resignations- oder illusionsfördernder Hypothetik diagnostische Zurückhaltung geübt wird, sofern keine gesicherten Aussagen möglich sind.

2. Vermeidung negativer Suggestionen

Nicht selten werden Diagnosen und negative Erwartungen, die dem Geistigbehinderten gegenüber vorhanden sind, in seinem Beisein geäußert. Das beginnt oft bereits im Zusammenhang mit der Anamneserhebung und wiederholt sich mitunter bei vielfältigen Konsultationen. Die Meinung, daß der Geistigbehinderte ohnehin nicht verstehen würde, wovon die Rede sei, ist erwiesenermaßen falsch. Allein durch Mimik, Gestik und Tonfall nimmt er — wie übrigens auch Kleinkinder — oft mit erstaunlicher Sicherheit wahr, was man nicht von ihm erwartet, „was er doch nicht kann" und was er demgemäß auch nicht zu leisten braucht.

Auf diese Weise werden Minderleistungen und Entwicklungsretardierungen gelegentlich weit über das unabwendbare Maß hinaus geradezu provoziert.

Umgekehrt erweisen sich Äußerungen, die positive Erwartungshaltungen ausdrücken, oft als wirksamere positive Stimuli bei Geistigbehinderten als direkte Ermutigungen.

3. Beachtung der offengebliebenen Möglichkeiten

Angesichts des eindrucksvollen Bildes geistiger Behinderung ist es verständlich, daß sich ein Negativkatalog der Symptome geradezu aufdrängt. Bei der Beschreibung all dessen, was man altersgemäß von ihm erwarten möchte, werden nur zu leicht die gerade für den Erziehungsprozeß so bedeutsamen offengebliebenen Möglichkeiten übersehen. Dadurch wird zugleich die emotionale Einstellung der Eltern bedenklich belastet.

Wenn demgegenüber „Neugier" als Ansatz eines Lernbedürfnisses, manche „erethischen Züge" als Ausdruck von Entdeckungsdrang, „kleinkindhafte Anhänglichkeit" als Kontaktfähigkeit gesehen und beschrieben werden, ergeben sich nahezu zwangsläufig emotionale Korrekturen und positive pädagogische Ansatzpunkte.

4. Sorge für frühestmöglichen Erziehungsbeginn

Ein ebenso verständlicher wie in seiner Auswirkung tragischer Trost, der mitunter in der Praxis den Eltern Geistigbehinderter gegeben wird, besteht in der Unterstellung, im Laufe der Entwicklung würde sich die Symptomatik der Behinderung noch geben; es gelte nur geduldig abzuwarten.

Hinweise dieser Art sind angesichts geistiger Behinderung jedoch geradezu verhängnisvoll. Aus den ersten intensiven Bemühungen um die Früherziehung geistigbehinderter Kinder, d. h. der Erziehung bereits in den ersten Lebensmonaten und -jahren, wissen wir, daß die Chance für eine optimale Ausschöpfung der verbliebenen Möglichkeiten bei Geistigbehinderten von der Nutzung der frühesten Kindheit abhängen.

Darum wären ärztliche Hinweise an die Eltern Behinderter in dieser Hinsicht von großer Bedeutung.

Was übrigens den gelegentlich erhofften großen Durchbruch im Rahmen der Pubertät betrifft, so läßt sich für den Geistigbehinderten eindeutig sagen, daß in den Entwicklungsjahren gar nichts einfacher oder besser wird, sondern daß die seelisch-geistige Problematik eher komplizierter und schwerer angehbar zu werden verspricht.

5. Überweisung an sonderpädagogische Einrichtungen

Angesichts der Schwierigkeit und Umfänglichkeit der zu leistenden Erziehungsarbeit sollte von isoliertem privaten Dilettieren in Erziehungsdingen abgeraten und nachdrücklich auf die einschlägigen Erziehungseinrichtungen (Beratungsstellen, ambulante Früherziehung, Sonderkindergärten, Sonderschulen, Werkstätten für Behinderte usw.) hingewiesen werden.

Als wichtige Informationsstellen bieten sich oft die Ortsvereinigungen der „Lebenshilfe für geistig Behinderte" an, einer Vereinigung, die entscheidende Impulse auf dem Gebiete der Geistigbehindertenarbeit gegeben hat und in vielen Regionen von Ärzten gegründet oder mitgegründet und mitgetragen wird.

Gewissermaßen als Erste Hilfe in Sachen Erziehung eignen sich für Eltern übrigens die Empfehlungen des Pädagogischen Ausschusses der Bundesvereinigung „Lebenshilfe".

6. Emotionale Stabilisierung der Eltern

Eltern, die ihr geistig behindertes Kind vorstellen, kommen selten allein wegen ihres Kindes zum Arzt. Sie kommen auch um ihrer selbst willen; denn das geistigbehinderte Kind bedeutet für sie Lebens- und Familienschicksal.

Oft haben sie Schuldgefühle bezüglich der Ursachen der Behinderung ihres Kindes; mitunter sind sie wie erstarrt angesichts der Sachlage oder neigen zu extremen Ausweichtendenzen. Häufig brauchen *sie* zuerst die Hilfe des Arztes, den sie wegen ihres behinderten Kindes aufsuchen.

Diese Hilfe zur emotionalen Stabilisierung bedarf der Zeit, der Einfühlung und der Besonnenheit. Gerade die Blickrichtung auf die anstehende außerordentlich schwere Erziehungsaufgabe stellt hier oft eine akzeptablere Aufklärung und eine wirksamere Unterstützung dar als Beschönigung oder Verzicht auf alle Rücksichtnahmen.

Jedenfalls entscheidet sich in der Art eines solchen Gespräches des Arztes mit den Eltern nicht selten die gesamte Erziehungseinstellung gegenüber ihrem Kinde.

Literatur

BACH, H.: Geistigbehindertenpädagogik, 7. Aufl., Berlin 1975.
— Geistigbehinderte unter pädagogischem Aspekt. Gutachten des Deutschen Bildungsrates, Sonderpäd. Bd. 3, Stuttgart 1974.
— Früherziehungsprogramme für geistigbehinderte und entwicklungsverzögerte Säuglinge und Kleinkinder. 2. Aufl. Berlin 1975.

Egg, M.: Ein Kind ist anders. 3. Aufl., Zürich 1963.
— Andere Menschen, anderer Lebensweg. Zürich 1966.
Kling, E., und H. Bach: Leistungs- und Beobachtungsheft für die fundamentale Erziehung bei geistig Behinderten, anderweitig Behinderten und nicht behinderten Kleinkindern. Berlin 1973.
Speck, O.: Der geistig behinderte Mensch und seine Erziehung. München/Basel 1970.
Handbücherei der Bundesvereinigung Lebenshilfe für geistig Behinderte. Marburg, Band I bis VI.
Zeitschrift Lebenshilfe, Marburg.
Empfehlungen des Pädagogischen Ausschusses der Bundesvereinigung Lebenshilfe, Marburg, Raiffeisenstr. 18.

Anschrift des Verfassers: Prof. Dr. phil. H. Bach, Pädagogisches Institut d. Universität, D-6500 Mainz, Bundesrepublik Deutschland.

Über das „Älter-Werden" Mongoloider

Von

A. Rett

Aus dem Neurologischen Krankenhaus der Stadt Wien — Rosenhügel,
Abteilung für entwicklungsgestörte Kinder, und dem
Ludwig-Boltzmann-Institut zur Erforschung kindlicher Hirnschäden, Wien, Österreich
(Vorstand: Univ.-Prof. Dr. A. Rett)

Zusammenfassung

Die intensive Zuwendung der Gesellschaft, der Pädagogik und der Medizin zum entwicklungsgestörten Kind stellt das Down-Syndrom mitten in dieses neu erwachte und erfreuliche Interesse. Von den verschiedensten Seiten her befaßt man sich nunmehr mit mongoloiden Kinder, vielfach einfach dem Trend der Zeit folgend. Wer jedoch nicht nur das mongoloide Kind, sondern auch den Jugendlichen und Erwachsenen betreut, weiß sehr wohl, daß in der körperlichen, seelischen und geistigen Entwicklung des Kindes zum Jugendlichen und Erwachsenen eine Reihe von Prozessen abläuft, denen eine charakteristische Dynamik innewohnt. Sie erzeugen ihrerseits allein und im Zusammentreffen mehrerer Faktoren eine erhebliche Beeinträchtigung des Familienlebens, mit denen die Angehörigen vielfach nicht mehr fertig zu werden vermögen. Die Frage nach dem Motiv zur Abgabe in Anstalten und Heime läßt sich so einfach nicht beantworten. Auch hier gibt es zahlreiche Gründe, die allein oder kombiniert wirksam werden.

Das Älter-Werden des Mongoloiden ist aber auch mit dem Älter-Werden seiner Angehörigen verbunden, woraus sich erneut belastende Umstände ergeben.

Die vorliegende Untersuchung zeigt, daß die Zukunft des mongoloiden Kindes sorgfältig geplant werden muß. Dazu sind sowohl in klinischer, therapeutischer und psychologischer, als auch in sozialer und organisatorischer Hinsicht prinzipielle Maßnahmen erforderlich.

Derzeit läßt sich die Zukunft der von uns betreuten Patienten keineswegs als gesichert und geordnet erkennen. Die vielerorts verbreitete Pflicht-Euphorie ist nicht am Platz.

Summary

The Mongol who Becomes Older

The intensive concern of society, pedagogics and medicine for the child with disturbed development places Down's syndrome in the center of a new and gratifying interest. People from the most diverse disciplines are now concerned with mongoloid children, many simply following the trend of the times. Whoever has the care not only of the mongoloid child, however, but also of adolescents and adults, is very well aware that there are a series of processes in the physical, spiritual and mental development of the child through to adulthood in which an apparently dynamic characteristic is inherent. Alone and concurrently with several factors they produce impairment of family life with which the relatives are no longer able to deal. The question as to the motive for handing over the mongol concerned to an institution or home often cannot be answered. There are numerous reasons which may apply alone or in combination.

As the mongol becomes older, his relatives are also becoming older, giving rise to further difficulties.

The present study shows that the future of the mongol child, i. e. his puberty, his adolescence and adulthood must be planned carefully and principally require pedagogical, therapeutic, sociological and organizational consideration and measures.

At present the future of the patients under our care does not seem by any means secure and ordered. The euphoria which is obligatory in many places is not justified.

Ausmaß und Schwere des Problems mongoloider Entwicklungsstörungen sind nur dann im vollen Umfang erkennbar, wenn diese Patienten nicht nur in ihrem Kindesalter und auch da nur vorübergehend untersucht, kontrolliert und verfolgt werden, sondern Langzeit-Kontrollen über Jahre und Jahrzehnte existieren.

Nur dadurch läßt sich feststellen, welche körperlichen, geistigen und verhaltenspsychologischen Veränderungen die Entwicklung des Patienten bestimmen und so eine scheinbar spezifische Entwicklungs-Dynamik prägen.

Es ist aber klar, daß diese Prozesse ihre Aktivität und Richtung aus zwei verschiedenen Ursachen erhalten: Dies ist einerseits die vorgegebene körperliche und intellektuelle Situation, die aus der speziellen chromosomalen Aberration resultiert und die so typische Symptomatik bildet. Die Alterungsprozesse im körperlichen Bereich benötigen noch zahlreiche Detail-Untersuchungen, um abzuklären, inwieweit der Organismus des Mongoloiden eben diesem Alterungsprozeß unterliegt, ob sich bestimmte Organ-Systeme früher oder später abnützen, inwieweit jenseits des Kindesalters z. B. angeborene Herzfehler größere Rückwirkungen auf die periphere Durchblutung auszuüben vermögen oder der Bewegungsapparat größere Abnützungserscheinungen aufweist, als dies beim Gesunden gleichen Alters üblich ist.

Andererseits erleben wir in nunmehr 25jähriger Arbeit mit Mongoloiden immer wieder, daß die psychische Situation, d. h. die intellektuelle Leistungsfähigkeit und das Sozial-Verhalten im besonderen Maße einschneidenden Änderungen unterworfen sind und es ist eines der wichtigsten Forschungsprogramme innerhalb der Langzeit-Kontrollen, nun im Einzelnen herauszufinden, inwieweit solche Veränderungen auf humorale Prozesse zurückzuführen sind, oder ob dies als eine der vielen möglichen Verhaltenweisen des Patienten als Reaktion auf das Verhalten der Umwelt zu interpretiert ist.

Hierzu ein Beispiel: Der jugendliche und erwachsene Mongoloide zeigt, wie wir feststellen können, in 92% unserer Fälle ein Übergewicht von ca. 30% seines Soll-Gewichtes. Dieses Übergewicht ist als Folge reduzierter körperlicher Aktivität ebenso zu verstehen wie als Resultat meist völlig falscher Ernährung durch die Angehörigen (Motto: „Er hat ja nichts vom Leben außer dem guten Essen!"). Je massiver das Übergewicht, um so mehr wird aber die körperliche Aktivität eingeengt. Dies löst einen circulus vitiosus aus, der seinerseits wieder eine Reihe von Folgen zeitigt, die Verhalten, Kreislauf, Aktivität usw. beinträchtigen.

Ein weiteres und wesentliches Moment in diesem Problemkreis ist das Älterwerden der Eltern. Diesen fehlt im höheren Alter die Kraft zu der früher noch eingesetzten körperlichen und pädagogischen Aktivität. Bedenkt man das hohe Gebäralter der Mütter Mongoloider (50% der Mütter gebären nach dem 38. Lebensjahr, so ist das Altersverhältnis durchaus in seiner Verschiebung nach oben verständlich.

Somit scheint also in die Frage nach dem „Später" eine Fülle von Schwierigkeiten impliziert, mit denen wir uns auseinanderzusetzen haben und die uns vor die Frage stellen, wie weit wir heute in der Lage sind, Mongoloiden und ihren Familien nicht nur im frühkindlichen Leben oder im Rahmen der Schulzeit im echten Sinne zu helfen, sondern auch im Erwachsenen-Alter echte Hilfen bieten zu können.

Es ergibt sich bei kritischer und ehrlicher Betrachtung dieser so drängenden Frage die Notwendigkeit, das Altern und das Alter des mongoloiden Patienten bereits im früheren Kindesalter sinnvoll zu planen und jene heilpädagogischen und therapeutischen Maßnahmen zu forcieren, die dem Patienten im Erwachsenen-Alter größere Chancen geben, mit seinem Leben und seiner Umwelt fertig zu werden.

Unsere Klinik kennt dzt. 2160 Mongoloide. Detail-Ergebnisse aus diesem Krankengut wurden mehrmals publiziert. Unser Forschungsprogramm umfaßt psychologische, cytologische und anthropologische Untersuchungen der Patienten und ihrer Familien ebenso wie soziologische und arbeitspsychologische Studien, Untersuchungen über Lernprozesse und Musikalität, kurz, es wird versucht, auf der Basis eines großen, über Jahre und Jahrzehnte kontrollierten Krankengutes festzustellen, welche Maßnahmen therapeutischer und pädagogischer, sowie organisatorischer, sozialer und politischer Art gesetzt werden müssen, um Existenz und Zukunft zu planen und zu garantieren.

Als Vorstudie zu diesem Forschungsprogramm wurde eine Stichprobe von 100 mongoloiden Patienten nach folgenden Gesichtspunkten geprüft:

1. Geschlechts-Verteilung
2. Durchschnittsalter der Eltern bei der Geburt des Pat.
3. Regionale Herkunft (Bundesländer)
4. Alter des Pat. bei der Erst-Untersuchung und zum Zeitpunkt der Stichprobe
5. Verstorben
   a) Zahl
   b) Wo verstorben
   c) Todesursache

6. Derzeitiger Aufenthalt der Lebenden
    a) In Anstalten bzw. Spezial-Instituten lebend
    b) Gründe zur Abgabe in Anstalten bzw. Institute
    c) In der Familie bzw. bei Angehörigen, allein oder auf Pflegeplätzen lebend
7. In geschützten Werkstätten arbeitende Patienten
    a) In Instituten
    b) ambulant.

Besprechung der Ergebnisse

Die Stichprobe wurde solcherart erstellt, daß aus der Kartei unserer Klinik, mit dem Buchstaben A beginnend, die ersten hundert Patienten genommen wurden die mindestens 15 Jahre in unserer Kontrolle stehen.

48 Pat. stammten aus der Kartei mit dem Buchstaben A, 37 mit dem Buchstaben B, 2 mit dem Buchstaben C, 3 mit dem Buchstaben D und 10 mit dem Buchstaben E.

Tabelle 1 zeigt eine deutliche Knabenwendigkeit beim Mongolismus. Das Durchschnittsalter der Eltern bei der Geburt des Pat. liegt geringfügig über jenem, das wir aus einer Stichprobe von 500 Mongoloiden unseres Gesamtkrankengutes errechnen konnten, welches in Klammer gesetzt zu lesen ist.

Die Verteilung der Patienten nach ihrer geographischen Herkunft entspricht nicht jener des Gesamtkrankengutes an Mongoloiden. Das überstarke Vorkommen Wiener Patienten entspricht jedoch der Situation in den ersten Jahren der Existenz unserer Klinik. Der niederösterreichische Anteil ist heute deutlich größer.

Tab. 2 gibt eine Übersicht des Alters der Patienten bei der Aufnahme und bei der Kontrolle der Stichprobe. Hierzu ist zu bemerken, daß das Durchschnittsalter der erstmals untersuchten Mongoloiden 1957 12 Jahre u. 3 Monate betrug. 1973 hingegen betrug es 4 Monate. Eine deutliche Entwicklung zur Frühdiagnose ist also erkennbar.

Tabelle 3 differenziert an Hand der Stichprobe die Patienten nach der Frage, ob sie heute noch leben oder schon gestorben sind.

Hierzu ist zu bemerken, daß die Mortalität unter den erwachsenen Mongoloiden unvergleichbar höher ist als unter Säuglingen, Kleinkindern und Schulkindern. In Hinblick auf Tabelle 2 ist festzuhalten, daß die Jahre zwischen 23 und 26 Jahren die höchste Mortalitätsziffer aufweisen.

In der Frage, wo die Patienten verstorben sind, ist das Überwiegen der sogenannten Anstaltspatienten deutlich. Dazu muß festgestellt werden, daß Anstalts-Patienten fast immer auch die höheren Schweregrade des Mongolismus repräsentieren.

In der Frage, wo die Patienten verstorben sind, ist das Überwiegen der sogenannten Anstaltpatienten deutlich. Nur von 3 Patienten liegt ein Obduktionsergebnis vor. Dies ist äußerst bedauerlich, da solcherart die zur genauen Analyse erforderlichen neurohistologischen Untersuchungen fehlen.

Tabelle 1. *Stichprobe von 100 Mongoloiden*

Aufgenommen 1956—1958
Kontrolle   1973

Männlich	60	Weiblich	40
Durchschnittsalter der Mütter			35,4 a (32,2 a)
Durchschnittsalter der Väter			37,6 a (36,4 a)
Herkunft:	Raum Wien		63
	Niederösterreich		17
	Burgenland		10
	Anderwärts		10

Die in Klammer gesetzten Zahlen entsprechen den Zahlen des Gesamtkrankengutes (2160)

Tabelle 2. *Alter der Patienten*

Bei Aufnahme		*Bei Kontrolle*		
Jahre	Zahl	Jahre	Zahl	Verstorben
0— 3	9	15—18	8	1
4— 7	22	19—22	20	2
8—11	39	23—26	30	9
12—15	23	27—30	20	3
16—21	7	31—36	3	4
	100		81	19

Tabelle 3.

		Männlich	Weiblich
Gesamt 100		60	40
Davon verstorben	19	15	4
In Anstalten	14		
In Spitälern	3		
zu Hause	2		
Todesursachen:			
Herz-Kreislauf	4		
Lunge	3		
Cerebral	8		
Ungeklärt	4		

Tabelle 4. *Derzeitiger Aufenthalt von 81 Patienten*

	Gesamt	männlich	weiblich
In Familie: Bei beiden Eltern lebend	4	2	2
Bei der Mutter lebend	8	2	6
Beim Vater lebend	1	1	—
Beim Bruder lebend	—	—	—
Bei der Schwester lebend	8	3	5
Bei sonstigen Verwandten lebend	1	—	1
Auf Pflegeplatz	3	1	2
Allein lebend	1	1	—
In Anstalten	40	26	14
In Spezial-Instituten	15	9	6
Gesamt	81	45	36

Tabelle 5. *Motive zur Einweisung in Anstalten und Spezial-Institute*

	Institut	Anstalt
Verwaist	3	6
Krankheit der Betreuer	5	1
Ablehnung durch die Betreuer	2	6
Verhalten: Erethismus		5
Aggressivität		10
Epilepsie		3
Sexual-Delikte		6
Kriminelle Delikte		2
Transportprobleme	3	
Sonstiges, z. B. Wohnungswechsel	2	1
	15	40

Tabelle 6. *Derzeit in geschützten Werkstätten*

	Zahl	Jahr	männlich	weiblich
Institut insges. 15	2	15—18	1	1
	6	19—22	2	4
	5	23—26	4	1
	2	27—30	2	—
Ambulant insges. 9	5	15—18	3	2
	2	19—22	1	1
	1	23—26	1	—
	1	27—30	1	—

Tab. 4 erfaßt den dzt. Aufenthalt der lebenden Patienten unserer Stichprobe. Auffallend ist daran, daß der überwiegende Teil der Patienten in Anstalten, bzw. Spezial-Instituten lebt, wobei unter letzteren die Heime von „Jugend am Werk", der „Lebenshilfe" bzw. ähnliche Einrichtungen zu verstehen sind. Der wesentlich geringere Teil lebt noch in der Familie, davon aber nur 4 bei den noch lebenden Elternteilen. Auffallend auch, daß die Schwestern der Patienten auffallend oft die Betreuung übernahmen. Die überlebenden Mütter sind verständlicherweise viel öfter in der Lage, das mongoloide Kind zu betreuen, als der überlebende Vater. Hier spielt bei 4 Fällen auch Scheidung eine Rolle.

Tab. 6 gibt eine Übersicht der Altersverteilung der in den ambulant besuchten, geschützten Werkstätten betreuten Patienten. Hier überwiegen die jüngeren Altersgruppen eindeutig. Dies hängt naturgemäß damit zusammen, daß bei den jüngeren Patienten die Familie eher intakt ist, der Pat. also im Familien-Verband lebt und ambulant die Werkstätte besucht.

Tab. 5 stellt eine Übersicht der Motive dar, die zur Abgabe des Patienten in ein Spezial-Institut bzw. eine Anstalt führten. Auffallend ist hier das Zahlenverhältnis 15 : 40, das ein starkes Überwiegen der Anstalts-Einweisungen erkennen läßt, was aus den Motiven heraus schon deutliche Unterschiede bietet.

Es sind im wesentlichen „negative" Motive, sowohl von seiten des Patienten als auch der Umwelt, die Anlaß zur Anstalts-Einweisung sind. Meist sind es schwere Verhaltensstörungen der Patienten, bzw. die mangelnde Bereitschaft der Angehörigen den Patienten weiterhin im Familienverband zu belassen.

Zum Motiv „Sexual-Delikt" ist allerdings festzustellen, daß wir diesem Einweisungsgrund gegenüber sehr skeptisch zu sein haben. Hier war in fast allen Fällen kein Delikt im echten Sinne des Wortes vorgefallen, sondern ausschließlich Fehlinterpretation von Verhaltensweisen der Patienten, deren Zärtlichkeitsbedürfnis mißverstanden wurde, oder die ihr Sexualverhalten nicht genügend zu cashieren vermochten. Bei den Einweisungs-Motiven krimineller Delikte konnten diese in keinem Fall restlos geklärt werden, doch sind Mongoloide nach unseren Erfahrungen zu echten kriminellen Delikten nicht fähig.

Anschrift des Verfassers: Univ.-Prof. Dr. ANDREAS RETT, Kinderabteilung im Neurologischen Krankenhaus der Stadt Wien, Ludwig-Boltzmann-Institut zur Erforschung kindlicher Hirnschäden, Riedelgasse 5, A-1130 Wien, Österreich.

Untersuchungen des Erythrocytenstoffwechsels bei Trisomie 21

Von

J. D. Schwarzmeier und **A. Rett**

Aus der I. Medizinischen Klinik der Universität Wien
(Vorstand: Univ.-Prof. Dr. E. Deutsch)
dem Neurologischen Krankenhaus der Stadt Wien — Rosenhügel,
Abteilung für entwicklungsgestörte Kinder, und dem
Ludwig-Boltzmann-Institut zur Erforschung kindlicher Hirnschäden, Wien, Österreich
(Vorstand: Univ.-Prof. Dr. A. Rett)

Mit 1 Abbildung

Zusammenfassung

In den Erythrocyten eines größeren Kollektives von Kindern mit Down-Syndrom wurden Enzym- und Substratbestimmungen der Glycolyse, des Pentosephosphat-Zyklus und der Glutathionreduktion durchgeführt. Obwohl sich eine Reihe von Enzymaktivitäts- und Stoffwechselveränderungen fanden, läßt sich keine endgültige Aussage darüber machen, ob und in welcher Art Enzyme auf dem Chromosom 21 genetisch fixiert sind. Die von mehreren Autoren geäußerte Ansicht, daß die PFK auf dem Chromosom 21 lokalisiert sei, kann durch die vorliegenden Studien zunächst nicht bestätigt werden.

Summary

Investigations of Erythrocyte Metabolism in Trisomy 21

Although the present studies were carried out in a large number of patients, it is not possible to say whether (and what kind of) enzymes are genetically fixed on chromosome 21. It is to be hoped that further studies on the question of enzyme localization, particularly of phosphofructokinase, will afford some clarification.

Die diagnostischen Möglichkeiten in der Hämatologie haben durch die Einführung biochemischer Untersuchungsmethoden in den letzten Jahren eine bedeutende Erweiterung erfahren. Dies trifft vor allem für hämolytische Anämien zu, die durch einen angeborenen Enzymdefekt verursacht sind. Als Folge eines solchen Enzymmangels tritt eine Störung des Glucoseabbaues in den Erythrocyten und damit ein Energiedefizit ein, welches zu schweren hämolytischen Krisen führen kann. Derartige Krankheitsbilder werden heute als enzymopenische hämolytische Anämien bezeichnet.

Eine der bekanntesten dieser Störungen ist der Mangel an Glucose-6-Phosphat-Dehydrogenase (G-6-PDH). Die Zahl der Genträger für diese Erkrankung wird in der Weltbevölkerung auf 100 Millionen geschätzt, womit der G-6-PDH-Mangel wohl eines der am häufigsten vorkommenden Erbleiden ist. Er ist auch der einzige Enzymdefekt aus der Gruppe der enzymopenischen hämolytischen Anämien, dessen genetische Zuordnung — er ist X-chromosomal gekoppelt — gesichert ist. Versuche, auch die übrigen Enzymdefekte genetisch zu lokalisieren. hatten bisher wenig Erfolg.

Im Bemühen, dieser Frage näher zu kommen, haben wir begonnen, den umgekehrten Weg zu beschreiten und suchen bei Krankheiten mit bekannten und morphologisch definierten Chromosomenaberrationen nach Störungen des Enzymmusters der Erythrocyten. Die grundsätzlichen Überlegungen für derartige Studien beruhen auf zwei klassischen Konzepten der Genetik.

Die „ein Gen — ein Enzym" Hypothese drückt in vereinfachter Form aus, daß jedes Gen die Produktion eines Enzymes oder besser gesagt, einer Polypeptidkette steuert; das zweite Konzept beruht auf der Annahme, daß eine Gen—Dosis-Relation besteht, das heißt, daß die quantitative Auswirkung eines Gens (z. B. Produktion eines Enzymproteins) von der Menge an vorhandenem, beziehungsweise aktivem Genmaterial abhängt. Es sollte demnach bei Deletion eines Gens eine Aktivitätsverminderung des von diesem Gen gesteuerten Enzymes erwartet werden. Umgekehrt sollte bei Vermehrung von genetischem Material, wie dies etwa bei Trisomien der Fall ist, eine Aktivitätssteigerung solcher Enzyme auftreten, deren Gene auf dem in dreifacher Zahl vorhandenen Chromosom lokalisiert sind. Entsprechend dem Gen—Dosis-Effekt sollte die Aktivitätssteigerung das eineinhalbfache der Norm betragen. — Untersuchungen der alkalischen Phosphatase in Leukocyten scheinen diese Hypothesen zu untermauern. Bei Fällen von Trisomie 21 wurden nämlich signifikante Aktivitätserhöhungen dieses Enzymes festgestellt (1, 6, 10, 15), während es bei chronisch myeloischen Leukämien mit Philadelphia Chromosom deutlich vermindert ist (1, 8, 9, 14).

Sicherlich sind die Beziehungen und Steuerungsmechanismen zwischen Gen und Enzym wesentlich komplexer als sie hier angedeutet werden, und sicher kann nicht ohne weiteres aus einer konstant nachweisbaren Aktivitätsänderung eines Enzymes bei einem Chromosomendefekt bereits auf die genetische Lokalisation des Enzymes geschlossen werden, unsere Absicht war es aber, zunächst im Sinne einer Orientierung bei Patienten mit Chromosomenanomalien nach Störungen des Erythrocytenstoffwechsels zu suchen. In Zusammenarbeit mit dem L. Boltzmann-Institut zur Erforschung kindlicher Hirnschäden wurden deshalb bei Kindern mit Trisomie 21 (M. Down) Bestimmungen von Enzymen und Substraten der Erythrocyten durchgeführt.

Ergebnisse und Diskussion

Für einen ungestörten Ablauf des Erythrocytenstoffwechsels ist das Funktionieren dreier, teilweise ineinanderlaufender Stoffwechselwege Voraussetzung. Es sind dies die Glycolyse, der Pentosephosphatzyklus und die sogenannte

Glutathionreduktion. Die Abbildung 1 gibt eine schematische Übersicht über diese Reaktionsabläufe. Wesentlicher Zweck der einzelnen Reaktionen ist es, zur Bereitstellung von Energie für den Erythrocyten beizutragen, die in Form des

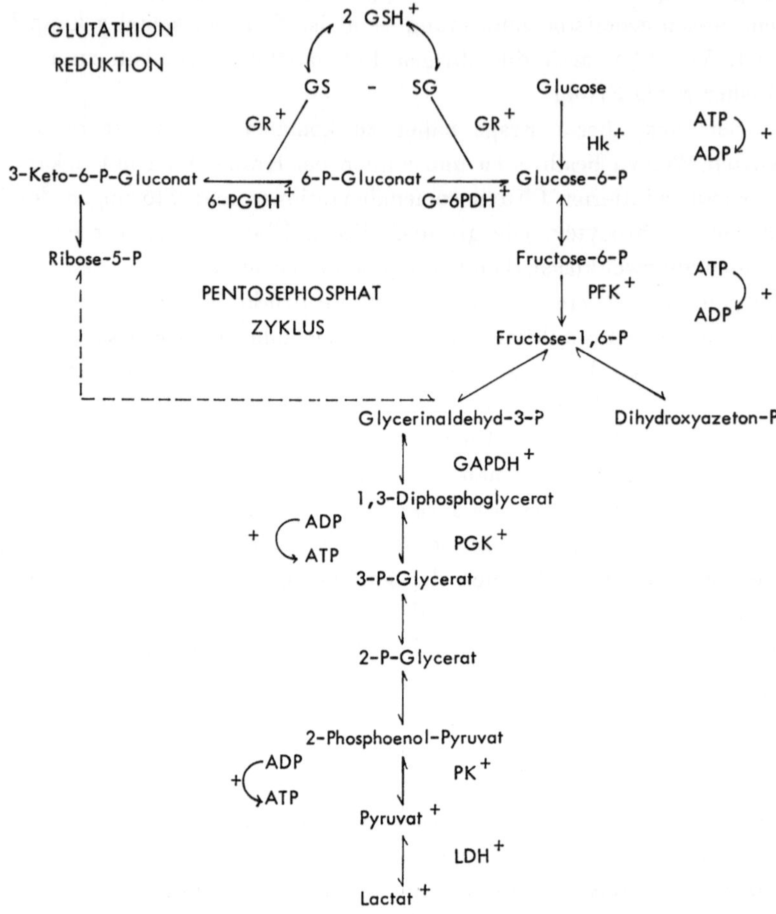

Abb. 1. Schematische Darstellung des Erythrocytenstoffwechsels

Abkürzungen:

ADP	=	Adenosindiphosphat
ATP	=	Adenosintriphosphat
GSH	=	Reduziertes Glutathion
GR	=	Glutathionreduktase
G-6-PDH	=	Glucose-6-Phosphat-Dehydrogenase
6-PGDH	=	6-Phosphogluconatdehydrogenase
GAPDH	=	Glycerinaldehyd-3-Phosphatdehydrogenase
HK	=	Hexokinase
LDH	=	Lactatdehydrogenase
PGK	=	Phosphoglyceratkinase
PK	=	Pyruvatkinase

Die mit + bezeichneten Verbindungen wurden untersucht.

ATP gespeichert wird. Darüber hinaus dient insbesondere das Reduzierte Glutathion mit seinen SH-Gruppen zum Schutz des Hämoglobins, der Erythrocytenmembran und verschiedener Enzyme vor irreversibler Oxydation. — Die Enzyme und Substrate, welche im Rahmen unserer Studien gemessen wurden, sind in Abbildung 1 mit + gekennzeichnet.

Bezüglich der Bestimmungsmethoden sei auf frühere Arbeiten hingewiesen 4, 12, 13). — Die klinisch hämatologischen Befunde, die bei unseren Patienten erhoben wurden, sind ebenfalls nicht näher angeführt. Es soll jedoch festgehalten werden, daß in keinem Fall krankheitsspezifische Veränderungen des roten Blutbildes bestanden. Lediglich bei 3 Kindern fand sich eine geringe, durch Eisenmangel bedingte Anämie.

Tabelle 1 zeigt das Ergebnis der Enzym-Aktivitätsbestimmungen von 28 mongoloiden Kindern. Von insgesamt neun der untersuchten Erythrocytenenzyme

Tabelle 1. *Enzymaktivitäten in Erythrocyten von Kindern mit Down-Syndrom im Vergleich zu Normalwerten. Angaben in IE/10^{11} Erythrocyten mit Standardabweichung*

	Normal (n = 30)		Down-Syndrom (n = 28)		p
Hexokinase	2,25 $\pm$	1,11	2,24 $\pm$	1,13	
Phosphofruktokinase	40,4 $\pm$	11,9	47,4 $\pm$	16,1	
Glycerinaldehyd-3-P-DHG	332,8 $\pm$	50,3	318,2 $\pm$	69,7	
Phosphoglyceratkinase	397,9 $\pm$	91,8	524,2 $\pm$	186,1	
Pyruvatkinase	21,7 $\pm$	6,8	30,5 $\pm$	8,4	$<$ 0,001
Laktat-DHG	391,8 $\pm$	52,4	344,7 $\pm$	108,7	
Glukose-6-P-DHG	16,2 $\pm$	2,6	22,1 $\pm$	5,2	$<$ 0,001
6-P-Glukonat-DHG	9,3 $\pm$	1,9	11,3 $\pm$	4,3	$<$ 0,05
Glutathionreduktase	9,9 $\pm$	2,2	10,2 $\pm$	2,8	

weisen drei, nämlich die Pyruvatkinase (PK), die G-6-PDH und die 6-PGDH (6-Phosphogluconat-Dehydrogenase) statistisch signifikante Aktivitätssteigerungen auf. Die Erhöhungen sind allerdings gering, sodaß dieser Umstand sowie die Altersabhängigkeit einiger Enzyme (Aktivitätsverminderung mit zunehmendem Lebensalter) gegen einen direkten Zusammenhang mit der chromosomalen Aberration der Trisomie 21 sprechen. Als mögliche Ursache der erhöhten Enzymaktivitäten ist jedoch das Vorliegen jüngerer Erythrocytenpopulationen zu diskutieren. Andererseits wäre vorstellbar, daß die allgemeine Retardierung beim Morbus Down auch das hämatopoetische System betrifft und die in den ersten Lebensmonaten relativ hohen Enzymaktivitäten bei mongoloiden Kindern länger persistieren als bei gesunden (3).

Während die genannten Enzymbefunde weitgehend mit denen anderer Autoren übereinstimmen (2, 3, 11), konnten wir für die Phosphofruktokinase (PFK) keine signifikanten Aktivitätsänderungen nachweisen. Dieses Enzym soll nach Untersuchung von Baikie et al. (2) sowie von Bartels und Kruse (3) in den

Erythrocyten von Patienten mit M. Down eine 50%oige Aktivitätssteigerung aufweisen. Dies wird als Hinweis für eine Gen—Dosis-Beziehung zwischen über-
schüssigem, trisomischem Chronosomenmaterial und PFK-Protein gewertet. —
Die Resultate unserer Untersuchungen scheinen mit einer solchen Annahme
zunächst nicht übereinzustimmen, da der Mittelwert der PFK (Tab. 1) bei unseren
Patienten nur geringgradig über der Norm liegt. Bei Aufgliederung der Fälle
lassen sich allerdings drei Gruppen erkennen, von denen eine (17 Patienten)
normale PFK-Werte, eine zweite (9 Pat.) etwa 1,5 mal höhere und eine dritte
(2 Pat.) 0,5 mal niedrigere Aktivitäten zeigt. Für die Gruppe mit 1,5facher
Erhöhung wäre demnach, in Übereinstimmung mit den genannten Autoren, ein
Gen—Dosis-Effekt zwischen Chromosom 21 und PFK-Aktivität durchaus zu
diskutieren. Könnte aber auch eine Aktivitätsverminderung um 50%, wie wir
sie bei 2 Kindern beobachtet haben, als Folge der Chromosomenaberration
erklärt werden? — Wir möchten dies in Anlehnung an frühere Untersuchungen
bejahen (13). Enzymsynthese und -funktion sind nach den Erkenntnissen von
Jacob und Monod (5), von verschiedenen Kontrollsystemen abhängig. Neben Struk-
tur- und Operatorgenen werden auch Regulatorgene mit Repressoren unterschieden. Ein Überschuß an genetischem Material wird folglich nur dann zu
einer Enzymaktivitätssteigerung führen, wenn gleichzeitig das Zusammenwirken
sämtlicher für die Enzymproduktion wichtigen Regulationsmechanismen unge-
stört bleibt. Überwiegen in dem vermehrt vorhandenen Chromosomenmaterial
zum Beispiel Repressorfunktionen, so ist vorstellbar, daß daraus eine Herab-
setzung der Enzymaktivität resultiert. — Diese Erklärungsmöglichkeit umfaßt
aber nicht die Fälle mit normaler PFK-Aktivität, die letztlich gegen eine genetische Lokalisation des Enzymes auf dem Chromosom 21 sprechen. Berücksichtigt
man allerdings die Ergebnisse von Benson und Mitarb. (4), so stellt eine normale
oder nur wenig erhöhte PFK nicht unbedingt ein Argument gegen die genetische
Steuerung über Chromosom 21 dar. Das Ausmaß der Aktivitätssteigerung des
Enzymes bei Trisomien hängt wahrscheinlich davon ab, ob eine Mosaik-Vertei-
lung vorliegt. Ist der Grad des Mosaiks, das heißt die Prozentzahl der trisomi-

Tabelle 2. *Adeninnukleotide; reduziertes Glutathion, Glutathion-Stabilität (% des Ab-
falls); Laktat und Pyruvat in Erythrocyten von Kindern mit Down-Syndrom im Vergleich
zu Normalwerten. Angaben in* $\mu Mol/10^{11}$ *Erythrocyten mit Standardabweichung*

	Normal (n = 30)		Down-Syndrom (n = 28)		p
ATP	14,6 ±	2,6	17,7 ±	4,6	< 0,01
ADP	1,39 ±	0,26	2,12 ±	0,53	
AMP	0,38 ±	0,10	0,56 ±	0,22	< 0,001
Reduziertes Glutathion	17,8 ±	4,6	17,7 ±	3,9	
Glutathion-Stabilität (%)	10,7 ±	5,3	19,3 ±	8,4	< 0,001
Laktatbildung/Stunde	26,1 ±	6,8	27,3 ±	5,6	
Pyruvatbildung/Stunde	0,44 ±	0,37	0,44 ±	0,26	

schen Zellen gering, so ist auch eine geringe Aktivitätssteigerung der PFK zu erwarten. Es wäre also denkbar, daß unsere Fälle mit normaler PFK-Aktivität in den Erythrocyten derartige Mosaike aufweisen. Erst die zugehörigen, noch in Ausarbeitung befindlichen Chromosomenbefunde werden genauere Rückschlüsse ermöglichen.

In der Tabelle 2 sind die Resultate der Substratbestimmungen wiedergegeben. Es zeigt sich, daß der Gehalt an energiereichen Nukleotiden (ATP, ADP, AMP) geringfügig erhöht ist, der Gehalt an Laktat und Pyruvat ist dagegen normal. Dieser Befund spricht dafür, daß der glykolytische Stoffwechsel der Patienten-Erythrocyten nicht gestört ist und die Zellen ihre volle Funktion erfüllen können. Die Steigerung der ATP-Konzentration ist u. E. ebenfalls auf jüngere Erythrocytenpopulationen zurückzuführen. — Während auch der Gehalt an reduziertem Glutathion (GSH) keine wesentlichen Abweichungen von der Norm zeigt, ist die sogenannte GSH-Stabilität deutlich erniedrigt. Dieser Befund könnte so interpretiert werden, daß in den Erythrocyten von mongoloiden Kindern ein vermehrter Verbrauch von GSH besteht und die SH-Gruppen der Verbindung vermehrt Schutzfunktionen erfüllen müssen. Wodurch eine derartige Beanspruchung des Glutathion-Systems allerdings ausgelöst wird, dafür haben wir zur Zeit keine Erklärung.

Literatur

1. ALTER, A. A., S. L. LEE, M. POURFAR, and J. DOBKIN: J. Clin. Invest. **41**, 1341 (1962).
2. BAIKIE, A. G., P. B. LODER, G. C. GRUCHY, und D. B. PITT: Lancet I, 412 (1965).
3. BARTELS, H., und K. KRUSE: Humangenetik **5**, 305 (1968).
4. BENSON, P. F., B. LINACRE, und A. I. TAYLOR: Nature 220, 1235 (1968).
5. JACOB, F., und J. MONOD: J. Molec. Biol. **3**, 318 (1961).
6. LENNOX, B., H. ST. WHITE, and J. CAMPBELL: Lancet II, 991 (1962).
7. MOSER, K., J. SCHWARZMEIER, und E. DEUTSCH: Wien. klin. Wschr. **79**, 542 (1967).
8. NOWELL, P. C., and D. A. HUNGERFORD: Science **132**, 1497 (1960).
9. NOWELL, P. C., and D. A. HUNGERFORD: J. Natl. Cancer Inst. **27**, 1013 (1961).
10. ROSNER, F., B. H. ONG, R. S. PAINE, and D. MAHANAND: New Engl. J. Med. **273**, 1356 (1965).
11. SCHUPPISSER, R., E. JOSS, und R. RICHTERICH: Schweiz. med. Wschr. **97**, 1540 (1967).
12. SCHWARZMEIER, J., K. MOSER, und H. FRISCHAUF: in: Proc. Symp. Stoffw. Membranperm. Erythroc. Thromboc., S. 122, Stuttgart: G. Thieme, 1968.
13. SCHWARZMEIER, J., K. MOSER, H. ZIMPRICH, und I. WEISS: Z. Kinderheilk., **108**, 325 (1970).
14. TEPLITZ, R. L.: Nature **209**, 281 (1970).
15. TRUBOWITZ, S., D. KIRMAN, and B. MASEK: Lancet II, 486 (1962).

Anschrift der Verfasser: Doz. Dr. J. D. SCHWARZMEIER, I. Medizinische Klinik der Universität Wien, Lazarettgasse 14, A-1090 Wien, Österreich; Univ.-Prof. Dr. ANDREAS RETT, Kinderabteilung im Neurologischen Krankenhaus der Stadt Wien, Ludwig-Boltzmann-Institut zur Erforschung kindlicher Hirnschäden, Riedelgasse 5, A-1130 Wien, Österreich.